मिराया, चित्रा आणि आबांबरोबर आयुर्वेदाची ओ

आरोग्याचे रहस्य जाणून

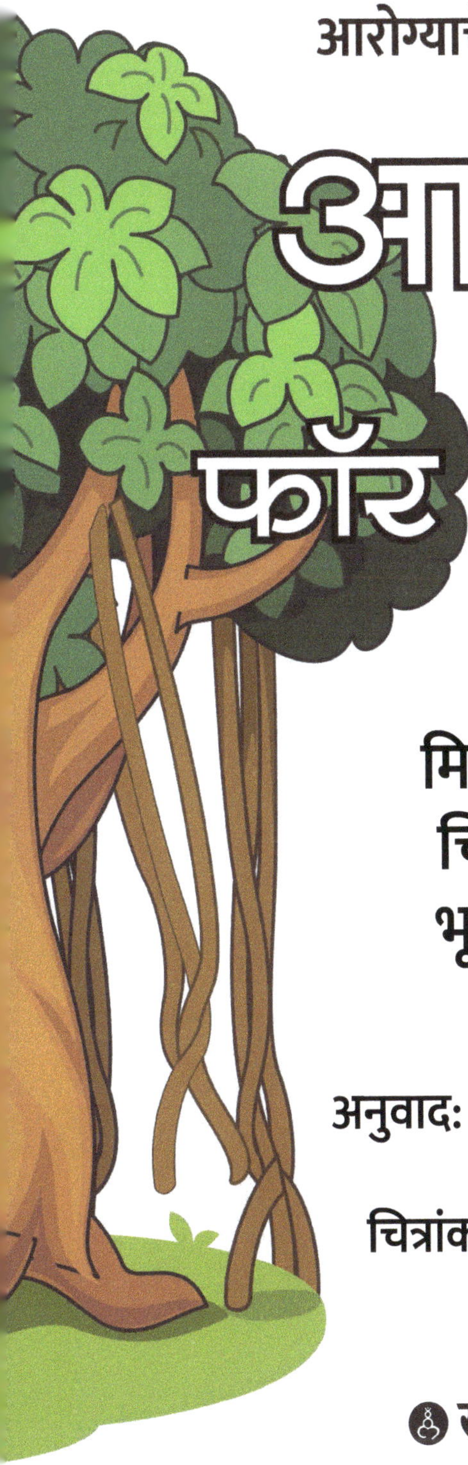

आयुर्वेद फॉर किड्स (मराठी)

मिराया पटवर्धन
चित्रा गोडबोले
भूषण पटवर्धन

अनुवाद: वैद्य सुलक्षणा बनसोडे

चित्रांकन : पल्लवी व्यवहारे

सकाळ प्रकाशन

सकाळ प्रकाशन

Ayurveda for Kids
© **2025,** Bhushan Patwardhan

First published in English by Sakal Media Pvt. Ltd., India, 2025

आयुर्वेद फॉर किड्स
२०२५, भूषण पटवर्धन

© Marathi Translation, Sakal Media Pvt. Ltd., India 2025

प्रथम आवृत्ती	:	नोव्हेंबर, २०२५
प्रकाशक	:	सकाळ मीडिया प्रा. लि. ५९५, बुधवार पेठ, पुणे ४११ ००२
अनुवाद	:	वैद्य सुलक्षणा बनसोडे
चित्रांकन	:	पल्लवी व्यवहारे
मांडणी	:	अपूर्वा सेलूकर
ISBN	:	978-93-49487-08-6
संपर्क	:	९८८१५ ९८८१५ / ८८८८८ ४९०५०
		sakalprakashan@esakal.com

Disclaimer :
Although the author has taken every effort to ensure that the information in this book was correct at the time of printing, the author and publisher do not assume and hereby disclaim any liability to any party, society for any loss, damage, or disruption caused by errors or omissions, whether such errors and omissions are caused due to negligence, accident, amendment in Act, Rules, Bye laws or any other cause. The views expressed in this book are those of the Authors and do not necessarily reflect the views of the Publishers.

पूर्वरंग

नमस्कार!

आम्ही मिराया आणि चित्रा!

एकदा आम्ही आबांना एक साधा प्रश्न विचारला : "आयुर्वेद म्हणजे नेमकं काय?"

ते हसले... आणि म्हणाले, "चला बोलूया."

हा छोटासा प्रश्न खूप मोठ्या गप्पांचा विषय ठरला. सकाळच्या फेरफटक्यामध्ये, स्वयंपाकघरातल्या औषधी वनस्पतींच्या वासात आणि व्हिडीओ कॉलवर- आम्ही आयुर्वेदाबद्दल खूप काही शिकलो.

भूषण आबांनी आम्हाला समजावलं, की आयुर्वेद म्हणजे फक्त औषधं किंवा जुन्या कथा नाही, तर तो आपल्या झोपण्याच्या, खाण्याच्या, श्वास घेण्याच्या, विचार करण्याच्या आणि जगण्याच्या सवयींबाबत आहे- निसर्गाशी सुसंगत राहून, आनंदाने जगण्याचं शास्त्र! ही छोटी छोटी शिकवण आम्ही आमच्या भाषेत, आमच्या दृष्टिकोनातून तुमच्याशी शेअर करतो आहोत. हा संवादच आमचं पुस्तक बनलं आहे.

चला तर मग, 'आयुर्वेद' म्हणजे जीवनाचं विज्ञान— एकत्र शिकूया!

तुमच्याच मैत्रिणी,

मिराया आणि चित्रा

आणि

भरपूर प्रेमासह

भूषण आबा!

मनोगत

हा प्रवास सुरू झाला एका प्रश्नामुळे-

आयुर्वेद म्हणजे काय?

मला जे उत्तर एका वाक्यात देता येईल असे वाटले होते, ते अनेक आठवड्यांच्या आनंददायी अभ्यासपूर्ण माहितीत रूपांतरित झाले. आम्ही दोष आणि औषधी वनस्पतींबद्दल बोललो, उपचार करणारे काल्पनिक सुपरहिरो रंगवले, औषधी चहा तयार केला आणि आयुर्वेदाचं प्राचीन ज्ञान आपल्या दैनंदिन जीवनाशी कसे निगडित आहे हे समजण्याचा प्रयत्न केला.

नऊ आणि अकरा वर्षांच्या मिराया आणि चित्रा या दोघींनी मिळून प्रचंड उत्सुकतेने, कल्पकतेने आणि मेहनत करून या पुस्तकाचा पाया रचला. त्यांच्या प्रश्नांनी, निरीक्षणांनी आणि गोड लेखनशैलीने आयुर्वेद फॉर किड्स हे पुस्तक मुलांसाठी समजण्यास सोपं, आकर्षक आणि प्रेरणादायी बनलं. या संपूर्ण प्रवासात मी एक मार्गदर्शक म्हणून त्यांच्यासोबत होतो— जिथं शक्य होतं तिथं उत्तर दिलं, जिथं माहिती नव्हती तिथं शांतपणे ऐकलं आणि विसरलेले दुवे त्या दोघींनी जोडताना आनंदाने पाहत राहिलो. खरं सांगायचं, तर या प्रक्रियेत मीदेखील खूप काही शिकलो!

मिराया आणि चित्रा या दोघींनी माझ्यासोबत मिळून हे पुस्तक लिहिलं आहे. आम्ही तिघांनी एकत्रितपणे संवाद, निरीक्षणं आणि शोध यांच्या माध्यमातून हे लेखन घडवलं. मुलींनी उत्सुकतेने प्रश्न विचारले आणि गोड भाषेत मांडणी केली, तर मी

त्यांच्या सोबत राहून त्यातील शास्त्र सोपं, सुस्पष्ट आणि समजण्यासारखं करण्यास मदत केली. आयुर्वेदिक वैद्यकीय तज्ज्ञांच्या सल्ल्याने आणि कुटुंबाच्या पाठिंब्याने आम्ही आयुर्वेदाचे ज्ञान तसेच ठेवून भाषा मात्र मुलींची ठेवण्याचा प्रयत्न केला आहे.

माझा विश्वास आहे, की भारतीय पारंपरिक ज्ञान, विशेषतः आयुर्वेद लहानपणीच मुलांना समजायला हवं. आयुर्वेद आपल्याला संतुलित राहणं, जागरूकता आणि दुसऱ्याबद्दल सहानुभूती शिकवतो- मुलांना निरोगी आणि चांगले नागरिक बनण्यासाठी ही मूल्यं खूप महत्त्वाची आहेत.

हे पुस्तक म्हणजे फक्त माहिती नाही, तर हा जुनी आणि नवी पिढी यांच्यातला एक सुंदर संवाद आहे.

–डॉ. भूषण पटवर्धन

पीएच.डी., एफएनएएससी, एफएएमएस

माजी उपाध्यक्ष, विद्यापीठ अनुदान आयोग

राष्ट्रीय संशोधन प्राध्यापक, आयुष, आंतरशास्त्रीय आरोग्य विज्ञान अभ्यास विभाग,

सावित्रीबाई फुले पुणे विद्यापीठ, पुणे- भारत

अनुक्रमणिका

१. आयुर्वेदाचा शोध

जीवनशास्त्राची प्राचीन वाटचाल

आयुर्वेद म्हणजे काय? त्याचा इतिहास आणि जीवनाशी असलेला संबंध

या सगळ्याची सुरुवात एका प्रश्नाने झाली.

मिराया आणि चित्रा एके दिवशी सकाळी त्यांच्या आजोबांसोबत बसून कोमट लिंबू-पाणी पीत होत्या, तेव्हा मिरायाने विचारले,

"आबा, आयुर्वेद म्हणजे नक्की काय?"

आबा गोड हसले आणि म्हणाले,

"आयुर्वेद हे भारताचं खूप जुनं आणि जीवनाचं शास्त्र आहे. रुग्णालये, इंजेक्शन किंवा एक्स-रे मशिन्सच्या खूप आधी, हजारो वर्षांपूर्वी लोकांनी आरोग्य आणि निसर्गाशी सुसंगत राहण्याचे आश्चर्यकारक मार्ग शोधले होते."

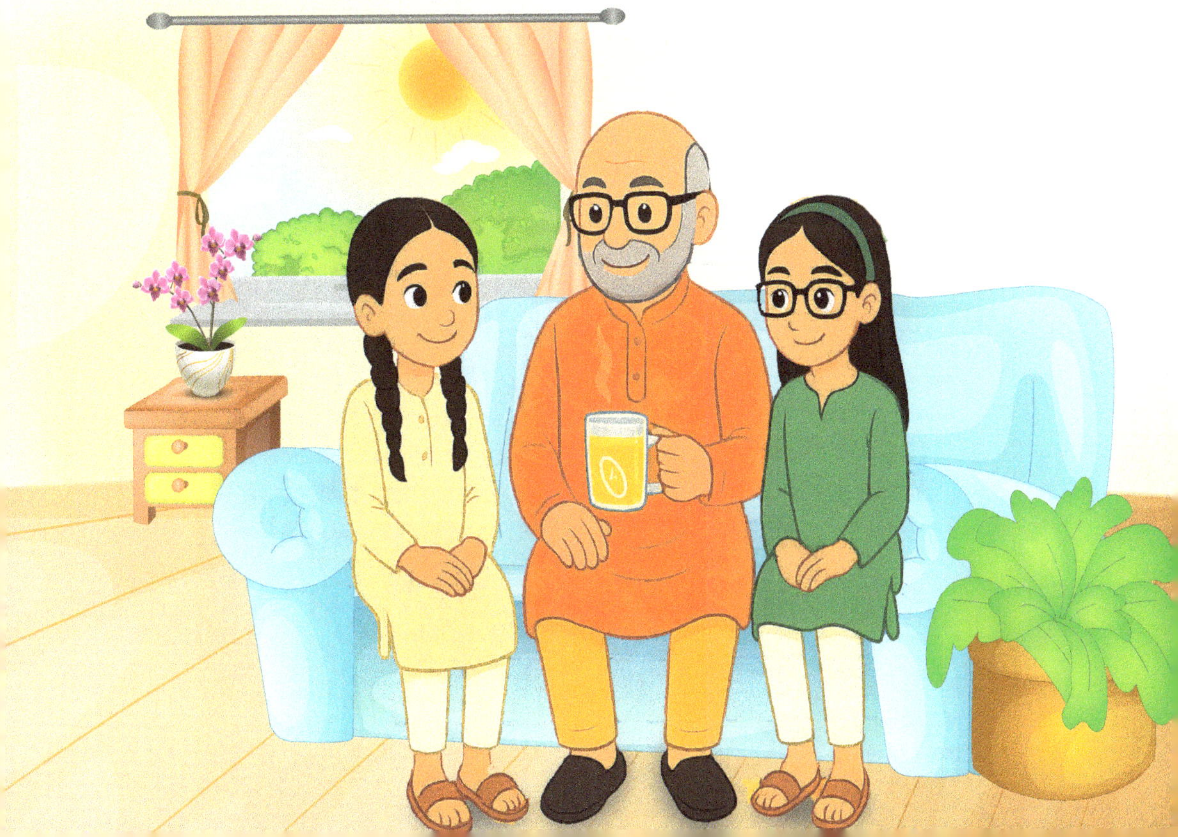

"इतकं जुनं?" चित्राने डोळे विस्फारून विचारलं.

"मग तेव्हा लोक कसे निरोगी राहत होते?"

"ते निसर्गाकडे बारकाईनं बघायचे," आबांनी सांगितलं.

आबा म्हणाले, "ते त्यांच्या शरीराचं ऐकायचे, त्यांच्या सभोवतालचं निरीक्षण करायचे, औषधी वनस्पतींचा वापर करायचे, योग्य अन्न खायचे आणि दिवसाच्या व ऋतूंच्या नियमांनुसार जीवन जगायचे. त्यांचा असा विश्वास होता, की निरोगी राहणं म्हणजे आजारांशी लढणं नव्हे, तर समतोल राखणं हेच खरं आरोग्य!"

ते पुढे म्हणाले, "ते निसर्गाशी असलेले त्यांचे संबंध समजून घेण्यासाठी उत्सुक होते."

"'आयुर्वेद' हा शब्द दोन संस्कृत शब्दांपासून बनलाय," आबा म्हणाले.

'आयुः' (आयु) म्हणजे जीवन

'वेदः' (वेद) म्हणजे ज्ञान

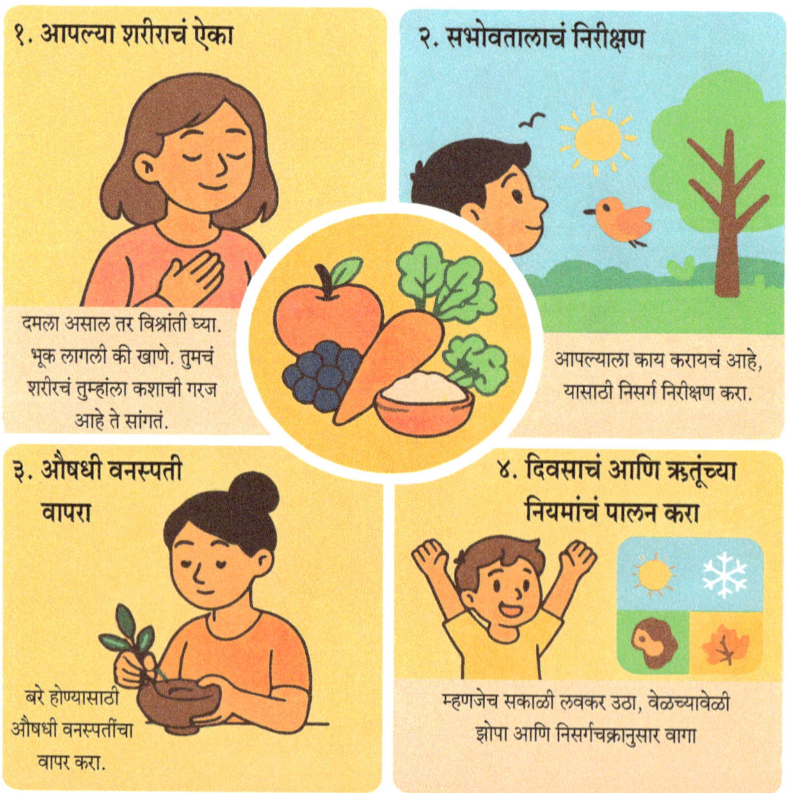

"म्हणून 'आयुर्वेद' म्हणजे जीवनाचं ज्ञान! म्हणजे शरीर, मन आणि आत्मा यांचं एकमेकांशी असलेलं नातं समजून घेणं– आणि ते समजून आपण निरोगी कसे राहू शकतो हे शिकणं."

आयुर्वेदाची गोष्ट सुरू होते धन्वंतरीपासून– ज्यांना देवांचा वैद्य (उपचार करणारा) असं मानलं जातं.

त्यांच्या हातात चार प्रतीकात्मक वस्तू दाखवल्या जातात.

चित्रा विचार करू लागली, "या चिन्हांमधूनच आरोग्याचा अर्थ स्पष्ट होतो. केवळ

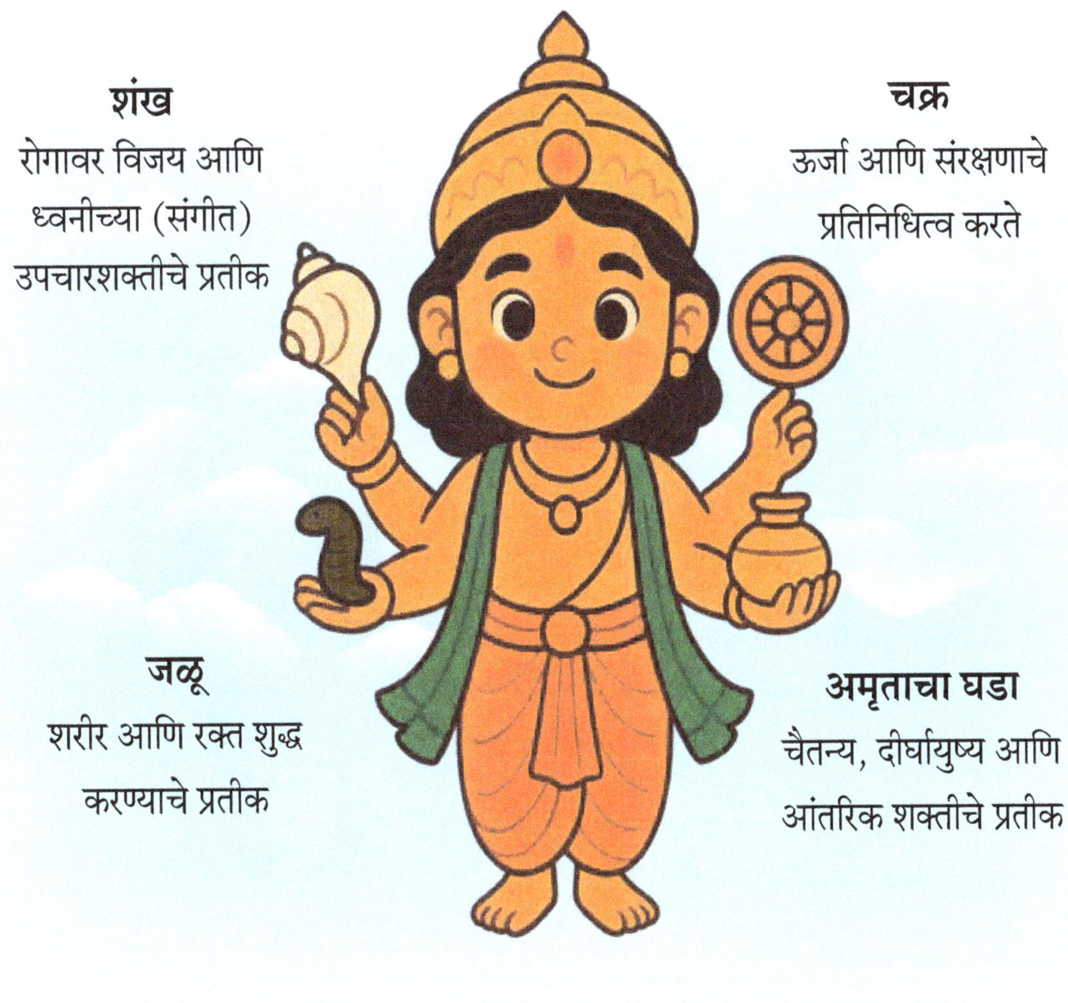

आजार बरा करणं नव्हे, तर मन:शांती आणि शक्ती परत मिळवणं हेही महत्त्वाचं आहे."

मिरायाने मान हलवली. "आणि आवाजासाठी शंख? मला कधीच वाटले नव्हते, की आवाज हे औषध असू शकते."

"हो," आबा हसले आणि म्हणाले, "आयुर्वेद आणि योगामध्ये उपचारांचे अनेक मार्ग आहेत- जसे की अन्न, औषधी वनस्पती, स्पर्श (मालिश), श्वासोच्छ्वास (प्राणायाम), विश्रांती, ध्वनी (संगीत) आणि ध्यान. हे दोन्ही एकमेकांना पूरक आहेत आणि एकत्रितपणे काम करतात; पण योगाबद्दल आपण वेगळी चर्चा करूया."

नंतर आले दोन महान वैद्य :

अश्विनी कुमार हे दैवी जुळे वैद्य (चिकित्सक) होते, ज्यांनी आयुर्वेदाचं ज्ञान सर्वप्रथम मानवापर्यंत पोहोचवलं. वेगवान उपचार, अचूक निदान आणि अपार करुणा हे त्यांच्या कार्याचं वैशिष्ट्य होतं.

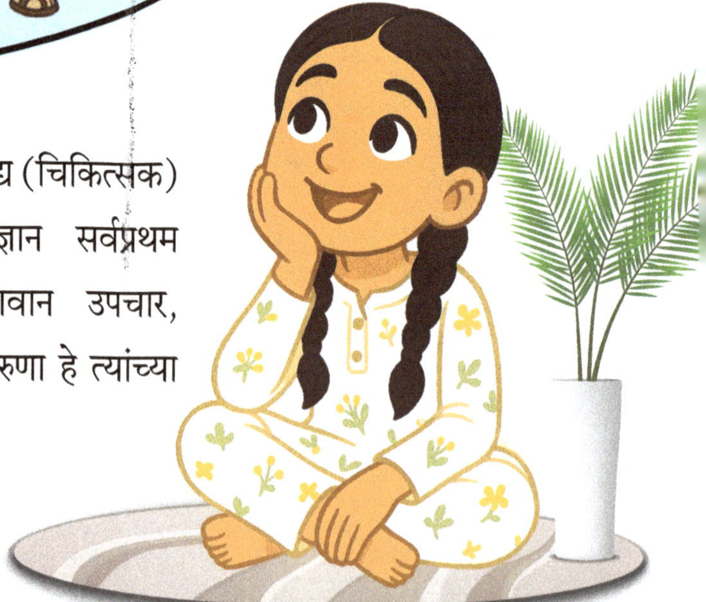

चरक आणि सुश्रुत

चरक हे उपचारात अत्यंत निपुण वैद्य होते. त्यांनी असं सांगितलं होतं, की आरोग्य फक्त शरीरावर नाही, तर आपण काय खातो, कसा विचार करतो आणि कसं जीवन जगतो यावरही अवलंबून असते.

सुश्रुत हे प्राचीन काळातील सर्वांत पहिले ज्ञात शल्यविशारद (सर्जन) होते. हजारो वर्षांपूर्वी त्यांनी अत्यंत प्रगत शस्त्रक्रिया तंत्रांचा अभ्यास व वापर केला. यात प्लास्टिक सर्जरीसारख्या जटिल उपचारांचाही समावेश होता.

त्यांचं कार्य हे सिद्ध करतं, की आयुर्वेद ही केवळ औषधांची शास्त्रशुद्ध प्रणाली नव्हती, तर ती शरीराच्या सूक्ष्म निरीक्षणावर आणि सखोल ज्ञानावर आधारित होती.

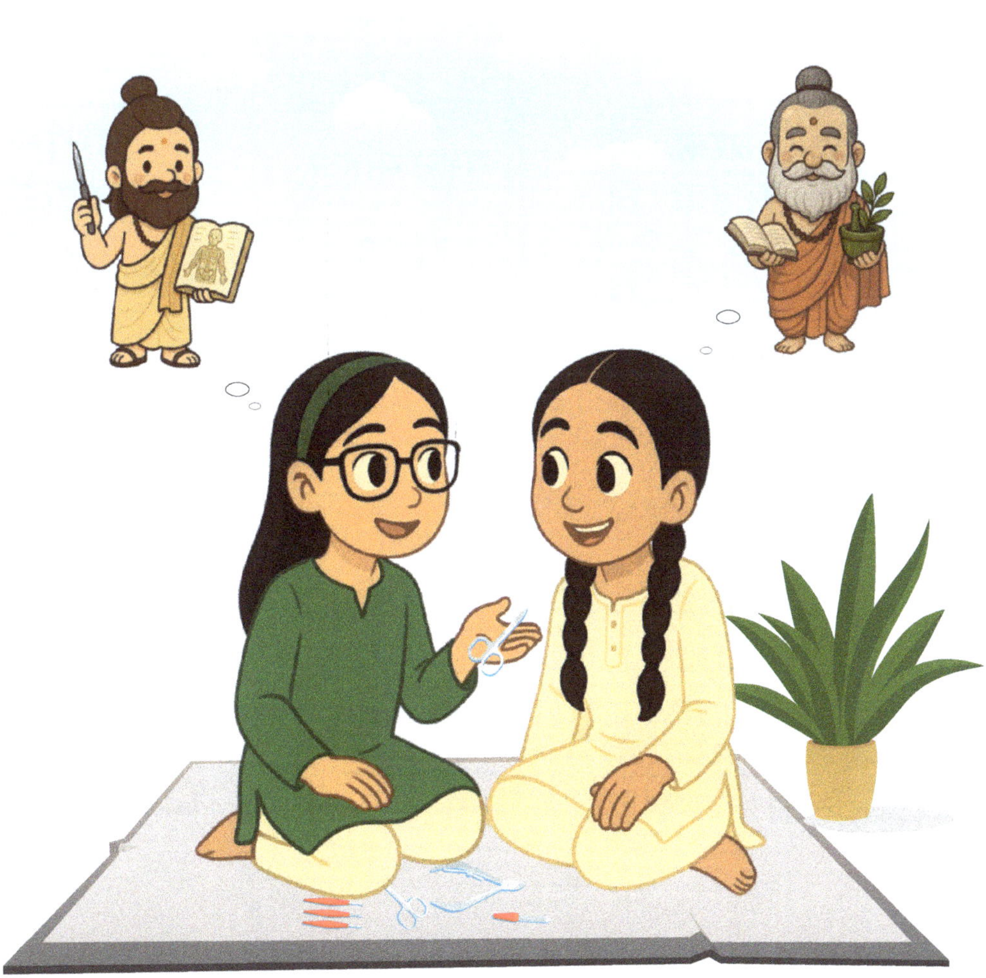

आयुर्वेद अनेक ग्रंथांमध्ये लिहिलेला आहे. त्यातले काही विशेष महत्त्वाचे :

- **चरक संहिता :** आरोग्य, रोगप्रतिबंध आणि उपचारांचा मार्गदर्शक
- **सुश्रुत संहिता :** शस्त्रक्रिया व उपचारपद्धती
- **अष्टांग हृदयम् :** आयुर्वेदाच्या आठ शाखांचा संपूर्ण मार्गदर्शक
- **माधव निदान :** आजारांची लक्षणं व निदान
- **शार्ङ्गधर संहिता :** वनस्पती व औषधी उपाय
- **भावप्रकाश :** आहार, जीवनशैली आणि वनस्पतींचं वर्णन

"म्हणजे आयुर्वेद फक्त वनस्पती नव्हे?" मिरायाने विचारलं.

"नाही." आबा म्हणाले.

"आयुर्वेद म्हणजे कसं खायचं, झोपायचं, विचार करायचा, श्वास घ्यायचा आणि निसर्गाशी जुळवून कसं जगायचं हे शिकवणारं शास्त्र आहे."

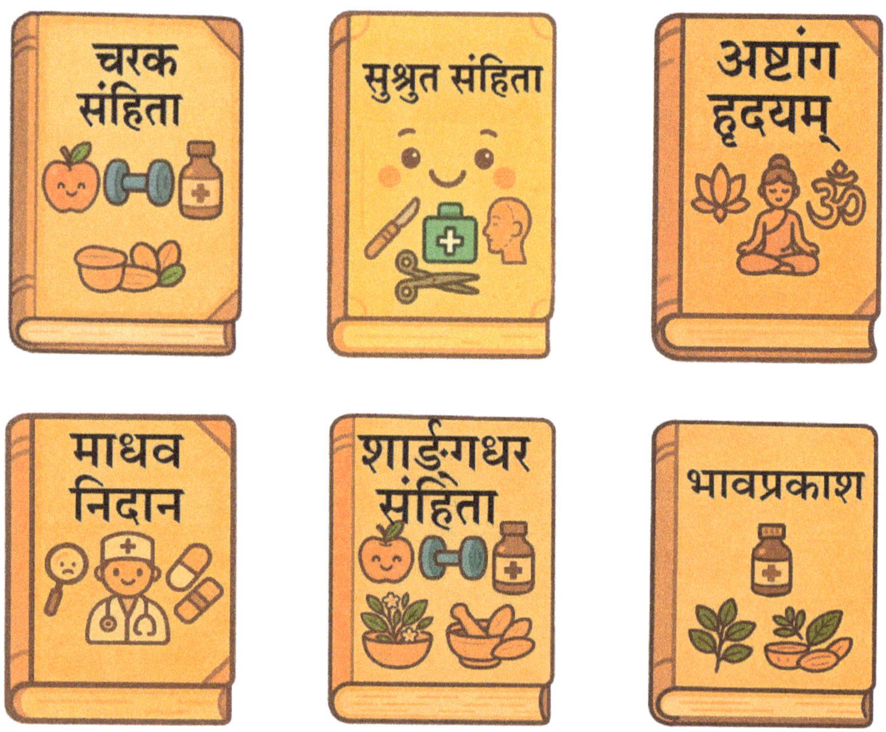

- आपल्या शरीरप्रकृतीनुसार जगावं
- ताजं, शुद्ध अन्न खावं
- नैसर्गिक औषधींचा वापर करावा
- चांगली दिनचर्या आणि ऋतुचर्या पाळावी

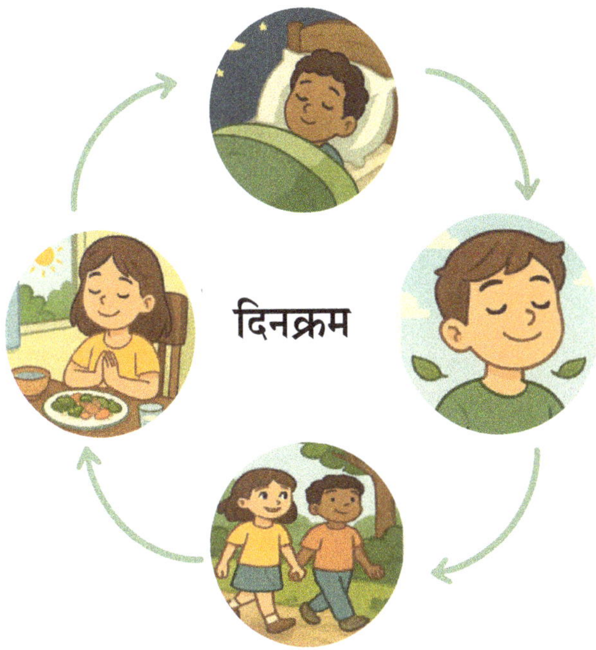

- शरीर व मनाला विश्रांती द्यावी
- निसर्गाशी जोडलेले राहणे आवश्यक आहे, कारण आपण त्याचाच एक भाग आहोत.

आणि नेहमी लक्षात ठेवावे—

उपचारापेक्षा प्रतिबंध अधिक चांगला असतो.

आयुर्वेदातील एक अत्यंत महत्त्वाचा विचार म्हणजे अन्न हेच पहिलं औषध आहे. योग्य अन्न, योग्य प्रकारे आणि योग्य वेळी खाल्ल्यास शरीर संतुलित राहतं आणि अनेक

समस्या सुरू होण्यापूर्वीच टाळता येतात.

'आयुर्वेदः अमृतानाम्' याचा अर्थ आहे "आयुर्वेद हे दीर्घायुष्य आणि आरोग्यासाठी अमृतासारखं आहे."

"मला हे आवडलं." मिराया विचारपूर्वक म्हणाली. "याचा अर्थ असा, की आपण स्वतःची दररोज काळजी घेऊ शकतो; फक्त आजारी असतानाच नाही."

चित्रा पुढे म्हणाली, "आणि निसर्गातील प्रत्येक गोष्ट आपल्या शरीराशी कशी जोडली जाते याबद्दल अधिक जाणून घेण्याची मला उत्सुकता निर्माण झाली आहे."

आबांनी मान हलवली. "आयुर्वेदाचं हेच वैशिष्ट्य आहे. एकदा आपण निरीक्षण सुरू केलं, की शिकण्याचा प्रवास अखंड चालू राहतो."

प्रश्न आणि विचारमंथन

१. आयुर्वेद म्हणजे काय? तो आजच्या वैद्यकीय पद्धतींपेक्षा कसा वेगळा आहे?
२. धन्वंतरीच्या हातातली प्रतीकं काय दर्शवतात?
३. कल्पना करा, की तुम्ही आरोग्यासाठी स्वतःचं एक चिन्ह तयार करू शकता. त्यात तुम्ही काय समाविष्ट कराल आणि का?
४. चरक ऋषींचा विश्वास होता, की आरोग्य अन्न, विचार आणि दैनंदिन जीवनशैलीवर अवलंबून असतं. तुम्हाला हे पटतं का? का?
५. प्राचीन काळातले वैद्य आजार समजून घ्यायला इतकं बारकाईनं निरीक्षण का करीत असतील?
६. या भागातून एक आयुर्वेदिक कल्पना, जी तुम्हाला स्वतःच्या आयुष्यात वापरायची आहे, ती कोणती? आणि तुम्ही सुरुवात कशी कराल?

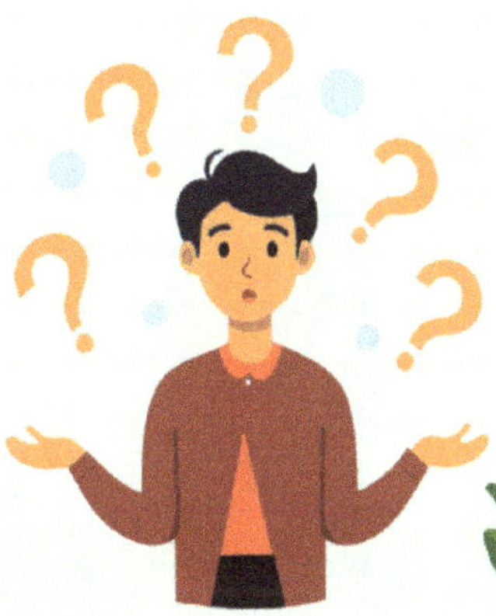

२. समतोलाचे रहस्य

आयुर्वेदाची मूलतत्त्वं

शरीर आणि मन यांचा समतोल राखण्यासाठी आयुर्वेद काय सांगतो ?

दुपारची शांत वेळ होती. खिडकीतून उन्हं घरात येत होती. मिराया तिची वही चाळत होती, तर चित्रा धन्वंतरीचं चित्र काढत होती.

"आबा," चित्राने विचारलं, "तुम्ही गेल्यावेळी म्हटलं होतं, की आयुर्वेद आपल्याला समतोलात राहायला शिकवतो; पण 'समतोल' म्हणजे नक्की काय ?"

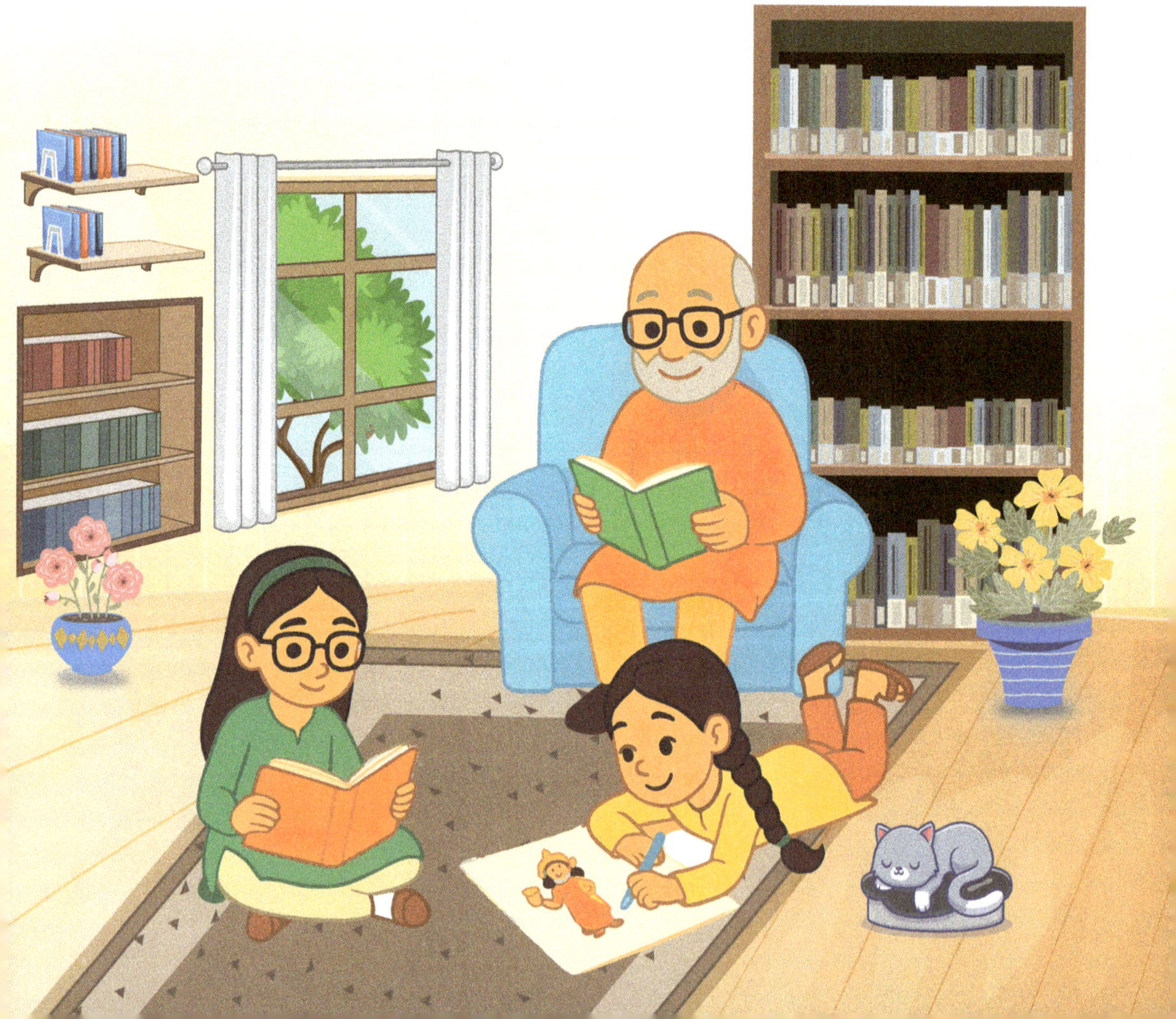

आबा हसले, “खूप चांगला प्रश्न आहे! आयुर्वेदाचं मुख्य उद्दिष्ट एका वाक्यात सांगितलं जातं—

स्वस्थस्य स्वास्थ्य रक्षणम्

म्हणजे जे निरोगी आहेत, त्यांचं आरोग्य टिकवणं!”

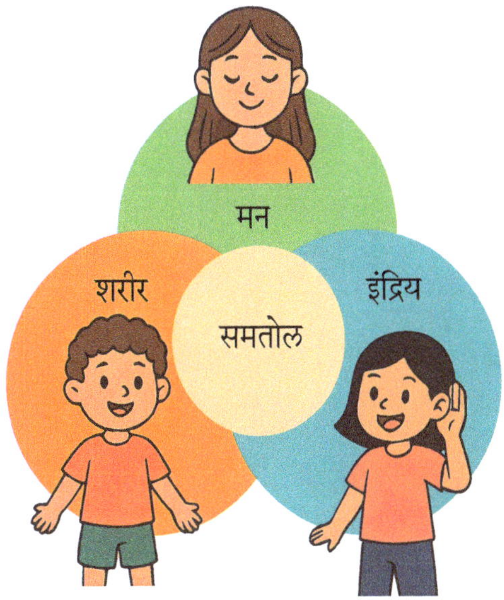

मिराया वर पाहत म्हणाली, “म्हणजे आयुर्वेद फक्त आजारी लोकांसाठी नाही?”

“नाही,” ते म्हणाले. आयुर्वेदाचं मुख्य उद्दिष्ट आहे—आरोग्यवान व्यक्तीचं आरोग्य जपणं. याचा अर्थ असा, की आयुर्वेदाचा प्राथमिक उद्देश रोग होण्यापूर्वीच त्याची प्रतिबंधक काळजी घेणे आहे.

आरोग्य म्हणजे केवळ रोगमुक्त अवस्था नव्हे, तर शरीर, मन आणि इंद्रिय यांचा समतोल आणि सुसंवाद असणे.

ते थोडे थांबले आणि सुश्रुत संहितेतील एक प्राचीन संस्कृत श्लोक त्यांनी म्हटला :

“समदोषः समाग्निश्च समधातु मलक्रियाः।
प्रसन्नात्मेन्द्रियमनः स्वस्थः इत्यभिधीयते॥”

म्हणजेच:

दोष संतुलित असावेत
पचनशक्ती (अग्नी) चांगली असावी
शरीरातील धातू आणि मल व्यवस्थित काम करीत असावेत
आणि मन, आत्मा आणि इंद्रिये प्रसन्न असावीत

"मजेची गोष्ट म्हणजे, आरोग्याची ही पहिलीच व्याख्या आहे," ते पुढे म्हणाले.

"आता हे दोष काय आहेत?" मिरायाने विचारले. "आपण नंतर अधिक तपशिलात जाऊ," आबा म्हणाले. "पण सध्या तरी त्यांना तुमच्या शरीराच्या कार्यावर नियंत्रण ठेवणाऱ्या नैसर्गिक ऊर्जा म्हणून समजा. त्या योग्य प्रमाणात असाव्यात."

ते पुढे म्हणाले, "अग्नी- तुमच्या शरीराची पचनशक्ती आहे, अन्नाचे रूपांतर शक्तीमध्ये करणारी ऊर्जा. धातू म्हणजे तुमचे शरीर बनवणाऱ्या पेशी आणि ऊती आहेत. मल म्हणजे टाकाऊ पदार्थ. जेव्हा हे सर्व सुरळीत काम करतात तेव्हा आपल्याला चांगले वाटते."

चित्रा म्हणाली, "आरोग्य म्हणजे घड्याळासारखं– सगळं वेळेवर आणि सुरळीत चालणं!"

आबा हसले, "अगदी बरोबर!", मान डोलावत म्हणाले. ''आयुर्वेद 'सम्यक स्थिती'वर विश्वास ठेवतो- शरीराची चयापचय संतुलन राखण्याची नैसर्गिक आणि सूक्ष्म पद्धत.'' तुमच्या शरीरात एक अतिशय प्रभावी यंत्रणा आहे जी शांतपणे आणि

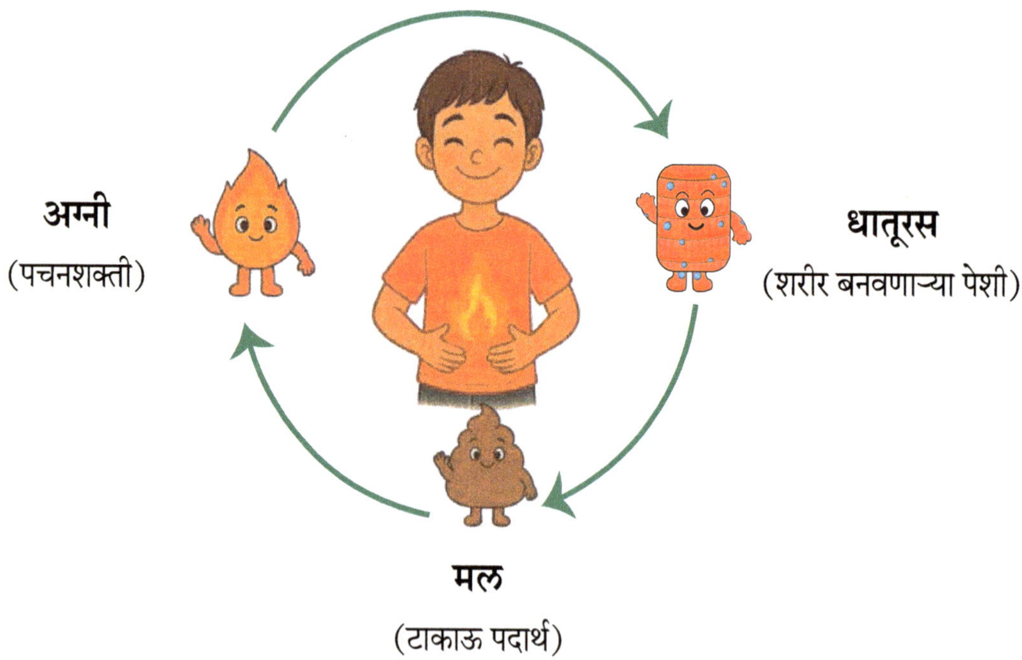

एकत्र काम करते. तुम्हाला गरम वाटू लागल्यास शरीराला घाम येतो. तुम्हाला ऊर्जा हवी असेल, तर भूक लागते. थकल्यास डोळे आपोआप बंद होतात. या छोट्या छोट्या गोष्टी तुमचं शरीर मजबूत, शांत आणि ऊर्जेने भरलेलं ठेवतात.

आयुर्वेद म्हणतो की चांगले आरोग्य यावर अवलंबून असतेः

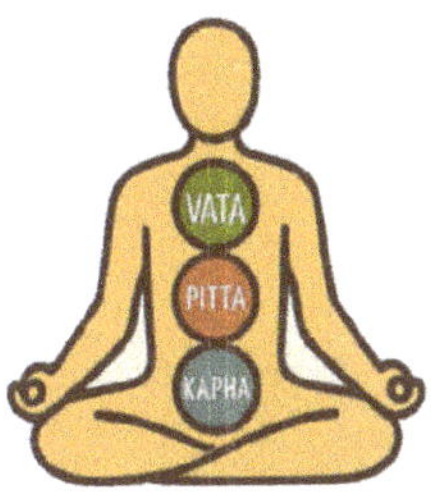

संतुलित दोष

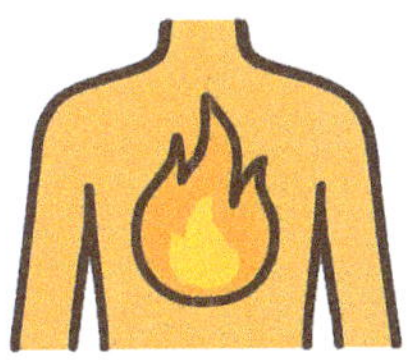

पचनशक्ती (अग्नी)

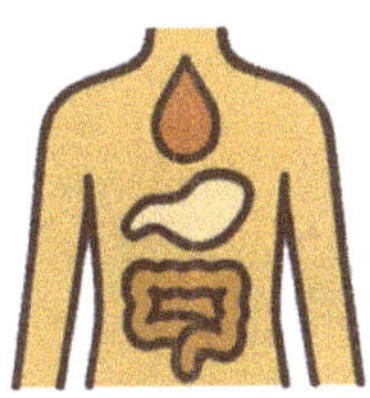

योग्य प्रकारे धातूंचे कार्य आणि मलाचे उत्सर्जन

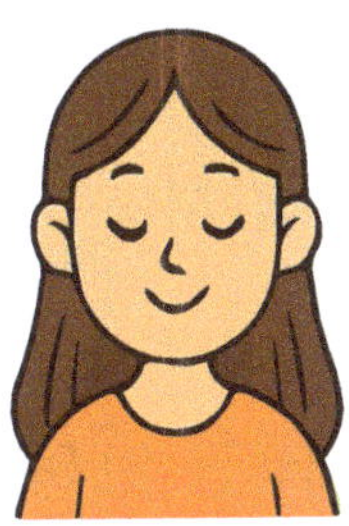

शांत आणि निर्मळ मन

पंचमहाभूत- पाच घटक

चित्रा पुढे प्रश्न विचारत होती, “आबा, पाच घटकांबद्दल काय? तेदेखील समतोलाशी जोडलेले आहेत का?”

“हो,” ते म्हणाले. “आपल्या शरीरासह संपूर्ण विश्व पाच मूलभूत घटकांपासून बनलेले आहे. हे पाच घटक पंचमहाभूत म्हणून ओळखले जातात.” त्यांनी त्यांची यादी सांगितली. “हे घटक आपल्या बाहेर नाहीत - ते आपल्या आत आहेत. हाडे पृथ्वीचे

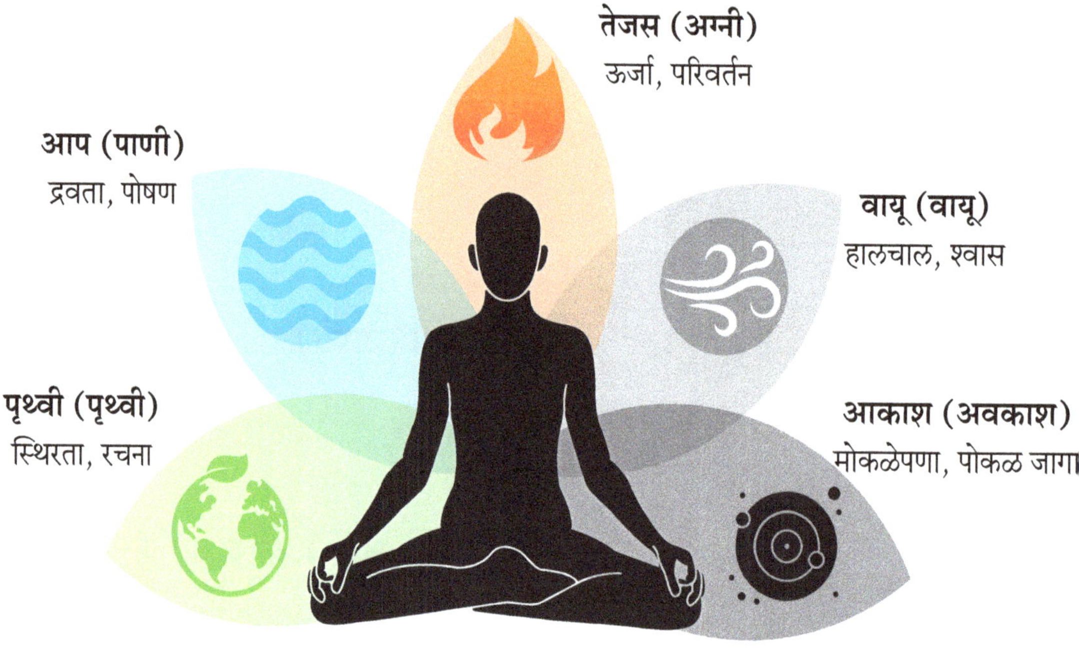

प्रतीक आहेत, रक्त पाण्याचे प्रतिनिधित्व करते, पचन अग्निचे प्रतीक आहे, श्वास हवेचे तर अवयवांमधील जागा आकाशाचे प्रतिनिधित्व करते.”

मिराया डोळे विस्फारून म्हणाली, “म्हणजे आपल्यातच निसर्ग आहे!”

“हो.” आबा म्हणाले, “म्हणूनच आयुर्वेद सांगतो— निसर्गाशी सुसंगत राहा; त्याच्याविरुद्ध नाही.”

आयुर्वेदाची मूलतत्त्वं

"आयुर्वेद समजण्यासाठी काही महत्त्वाचे घटक लक्षात ठेवायचे." आबा म्हणाले :

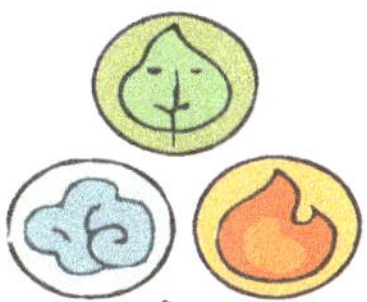

दोष

शरीर चालवणाऱ्या ऊर्जा- वात, पित्त, आणि कफ. प्रत्येकाचं एक महत्त्वाचं काम असतं, जे तुम्हाला तंदुरुस्त ठेवतं.

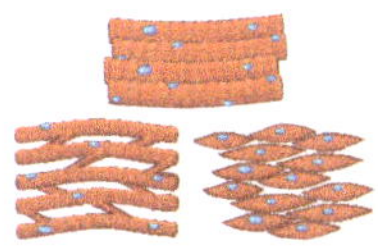

धातू

सात धातू – रस, रक्त, मांस, मेद, अस्थी, मज्जा, आणि शुक्र

मल

मूत्र, विष्ठा आणि घाम

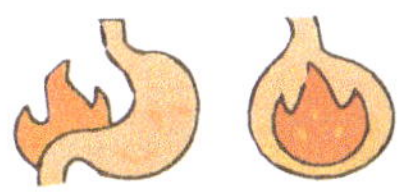

अग्नी

पचन आणि चयापचय

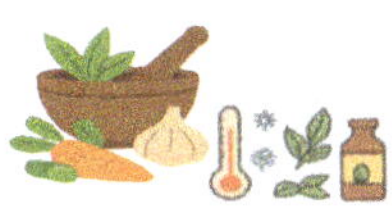

द्रव्य

जे काही शरीरासाठी उपयोगी ठरतं (अन्न, औषध, वनस्पती)

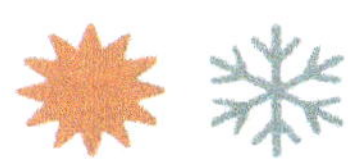

कर्म

या सगळ्यांचा शरीरावर होणारा परिणाम

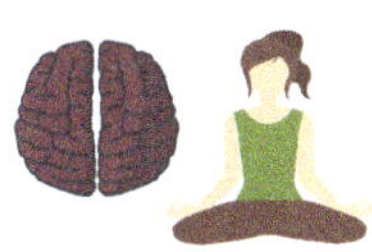

गुण

गरम/थंड, हलकं/जड यांसारखे गुणधर्म

त्रिसूत्र– आजार समजण्याची तीन तत्त्वं

“आयुर्वेदात त्रिसूत्र नावाचे मार्गदर्शक सिद्धान्त आहेत,” आबा म्हणाले.

१. हेतू (कारण) – आजार कशामुळे झाला?

२. लिंग (लक्षणं) – त्याची चिन्हं काय आहेत?

३. औषध (उपचार) – त्यासाठी काय करायचं?

"कोणतीही आरोग्य समस्या समजण्यास हे मदत करतात," त्यांनी स्पष्ट केले. "फक्त काय बिघडलं आहे तेच नाही, तर ते का झालं आणि ते कसं दुरुस्त करता येईल हेदेखील."

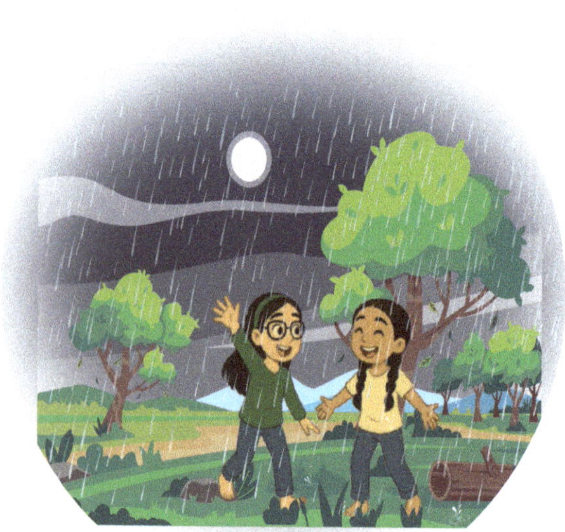

हेतू (कारण)

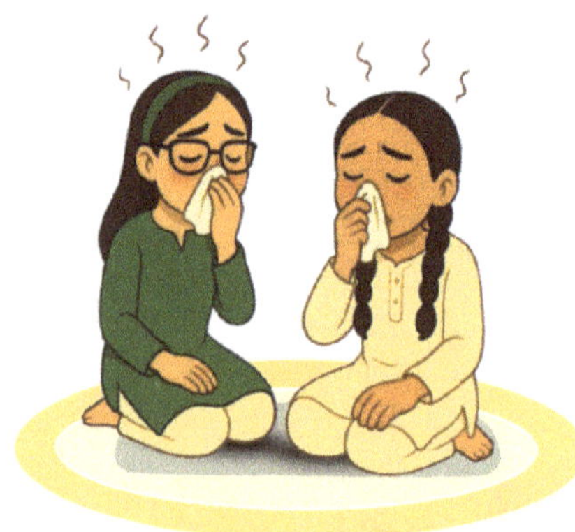

लिंग (लक्षणं)

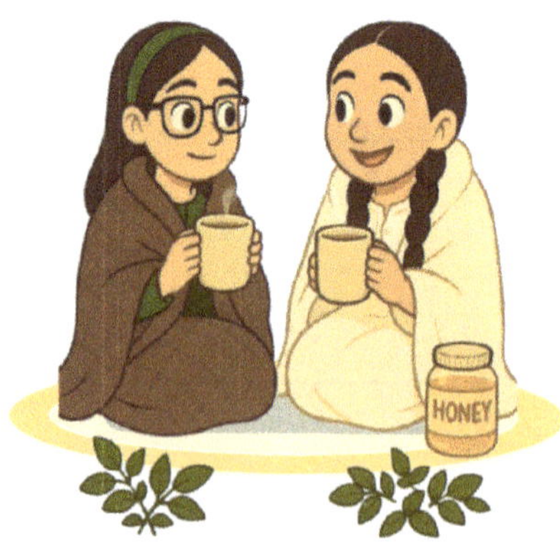

औषध (उपचार)

आरोग्य, रोग आणि समतोल

"कधी कधी शरीरात विषारी पदार्थ जमा होतात," आबा म्हणाले. "आयुर्वेदात, आपल्याला न पचलेल्या अन्नाला आम म्हणतात. हा आम मलासारखाच असतो. तो शरीराच्या क्रिया मंद करतो आणि आजार घडवून आणतो."

"तेव्हा आपण शमन- दोष संतुलित करणाऱ्या, शमवणाऱ्या पद्धती किंवा शोधन- पंचकर्म उपचारांचा वापर करतो."

"त्या कोणत्या आहेत?" चित्राने विचारले.

त्यांनी सांगितले "पंचकर्म- शरीर शुद्ध करण्यासाठी या पाच विशेष प्रक्रिया आहेत; पण आपण त्याबद्दल पुन्हा कधी तरी अधिक बोलू."

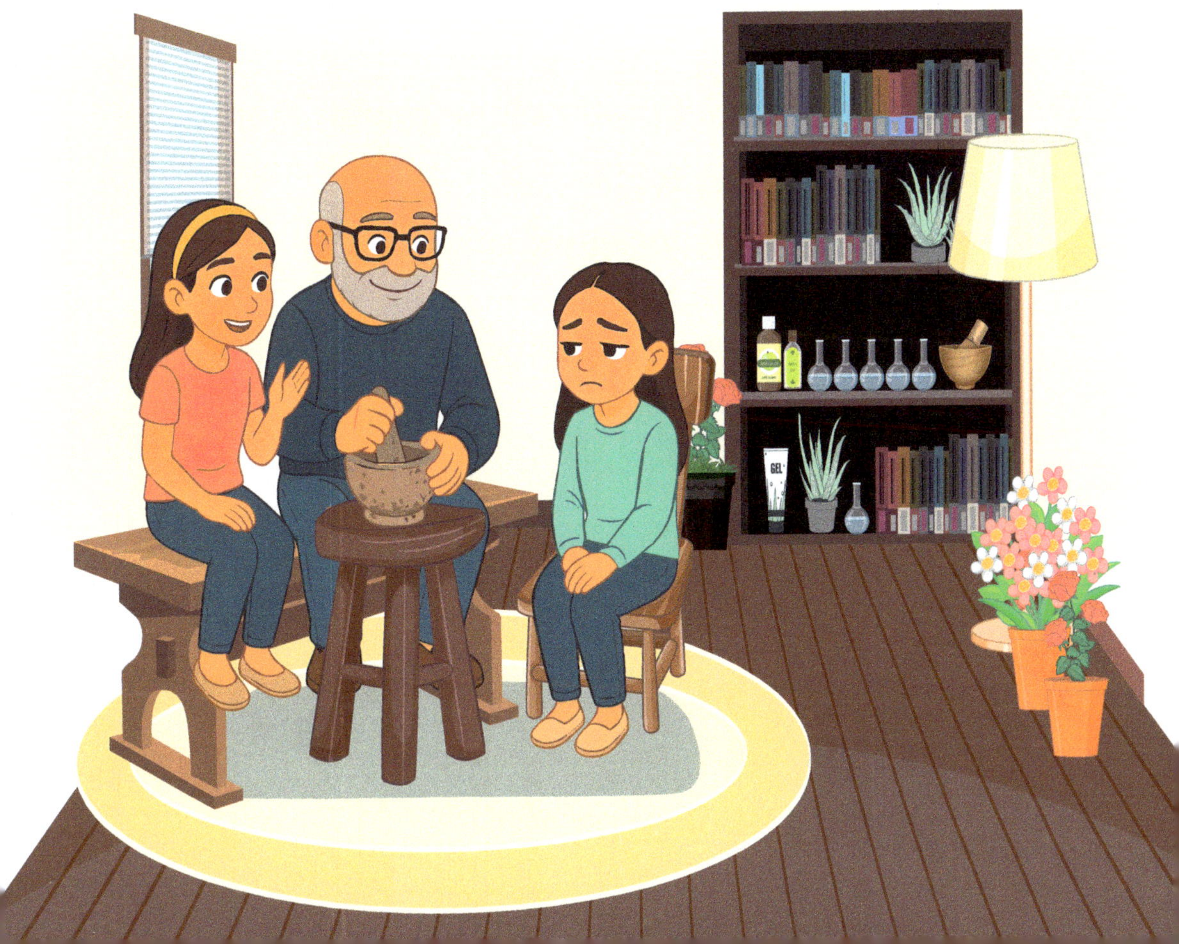

प्रश्न आणि विचारमंथन

१. आयुर्वेद आरोग्याची व्याख्या केवळ रोगाचा अभाव नसून समतोल म्हणून का करतो?

२. पंचमहाभूतांपैकी कोणत्या महाभूतांशी तुम्ही सर्वांत जास्त संबंधित आहात?

३. तुमच्या शरीराचा विचार करा. तुम्हाला कधी असमतोल जाणवतो? तुम्हाला पुन्हा शांत होण्यास काय मदत करते?

४. तुमच्या शरीराने होमिओस्टॅसिसचा वापर करून नियंत्रण मिळवले आहे, अशा परिस्थितीचे नाव तुम्ही देऊ शकता का? (उदा. घाम येणे, थरथरणे, जांभई येणे)

५. आयुर्वेद रोगाच्या केवळ लक्षणांचाच नव्हे, तर कारणाचा (हेतूचा) अभ्यास का करतो, असे तुम्हाला वाटते?

६. तुमचा अग्नी मजबूत ठेवण्यासाठी तुम्ही दररोज कोणती एक पद्धत अवलंबू शकता?

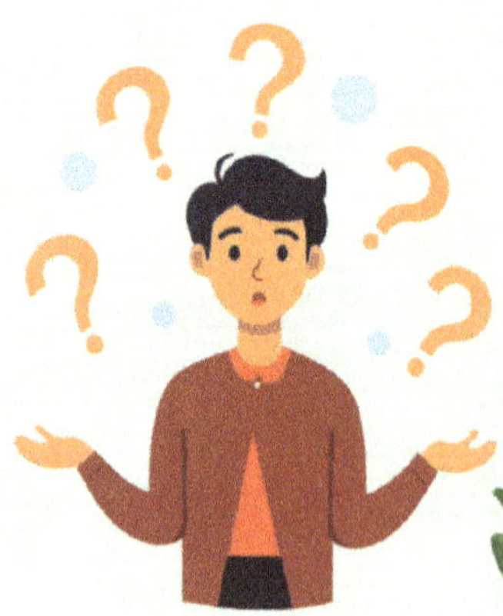

३. तुमचे सुपरहीरो

वात, पित्त आणि कफ!

हे तीन दोष म्हणजे काय? आणि ते आपल्या शरीरात कसे काम करतात?

आकाश निरभ्र होतं. निंबाच्या झाडांतून मंद वारा वाहत होता आणि स्वयंपाकघरातून हळदीचा सौम्य सुगंध दरवळत होता. मिराया आणि चित्रा आपली वही उघडून प्राचीन वैद्यांची साधी रेखाचित्रे काढत होत्या. हर्बल चहा ठेवलेली एक ताटली जवळ घेऊन आबा बसले होते.

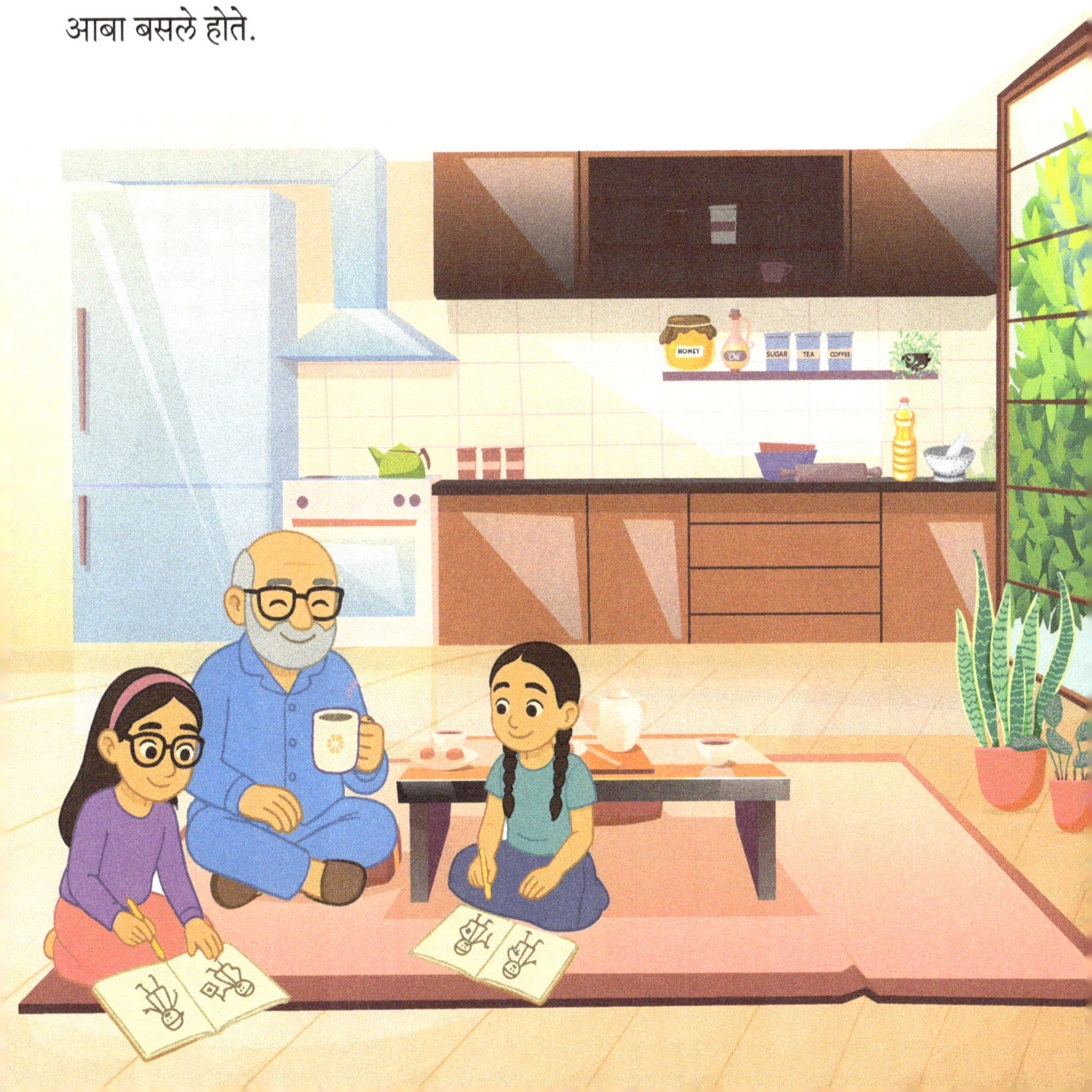

“आबा,” मिरायाने विचारलं, “तुम्ही म्हणालात, की शरीरात तीन दोष असतात; पण म्हणजे नेमके काय?”

“होय,” आबा म्हणाले, “आयुर्वेदानुसार वात, पित्त आणि कफ हे तीन दोष म्हणजे शरीरातील मुख्य ऊर्जा आहेत. तुम्ही त्यांना तुमचे सुपरहिरो समजू शकता! तेच ठरवतात, की तुमचं शरीर कसं चालतं, वाढतं, विचार करतं, अन्न पचवतं आणि विश्रांती घेतं.”

“ते सगळ्यांकडे असतात का?” चित्राने विचारले.

“हो,” आबा म्हणाले, “आपल्या सगळ्यांमध्ये वात, पित्त आणि कफ हे तिन्ही दोष असतात; पण त्यांचं प्रमाण वेगवेगळं असतं. ही खास रचना म्हणजेच आपली ‘प्रकृती’—आपलं नैसर्गिक शरीरस्वरूप.”

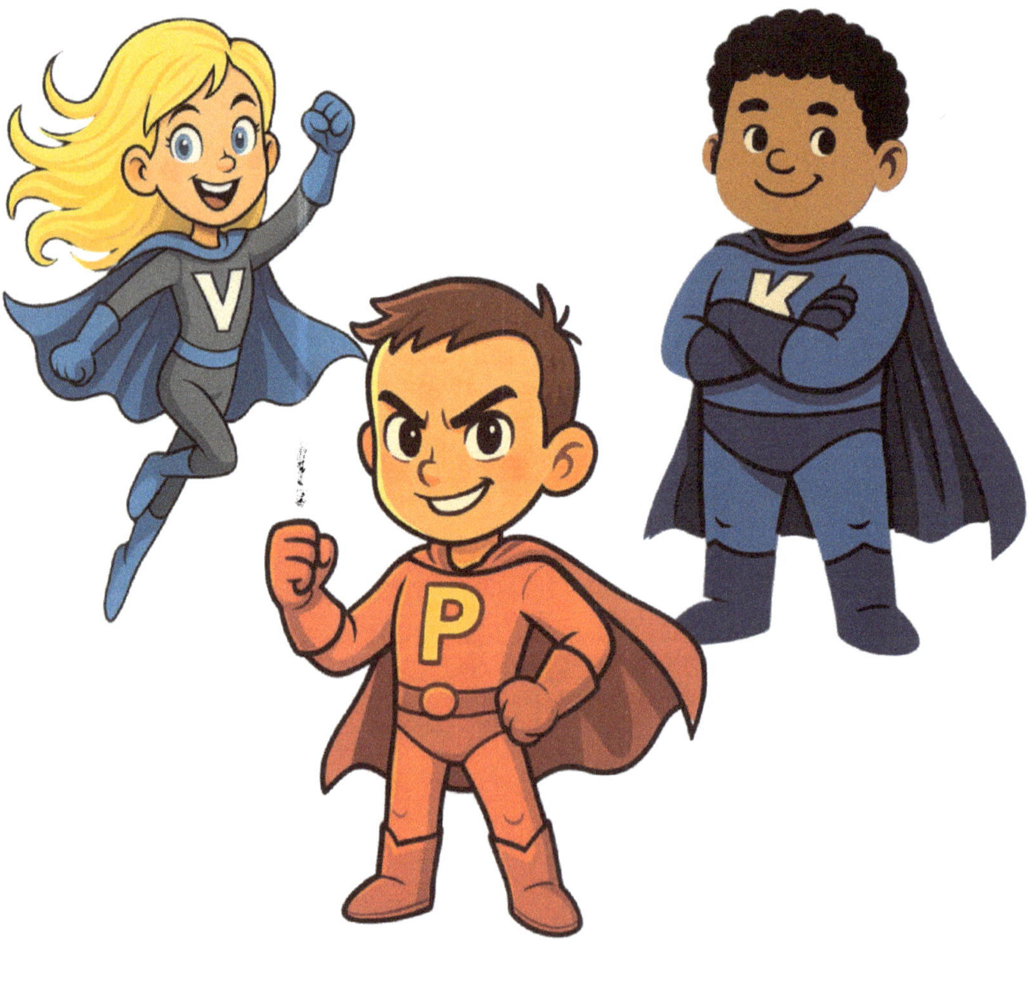

त्रिदोष आणि पंचमहाभूत

“हे दोष पंचमहाभूतांपासून बनले आहेत,” आबा सांगू लागले :

- वात – आकाश + वायू

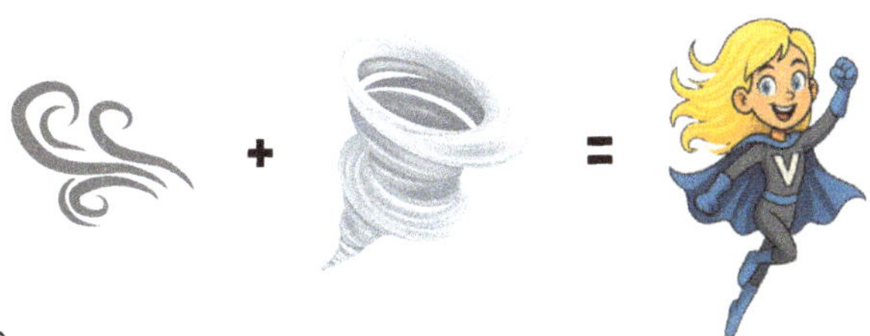

- पित्त – अग्नी + जल

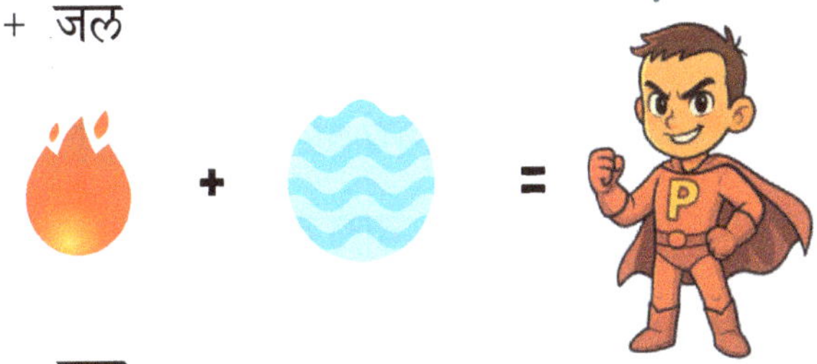

- कफ – पृथ्वी + जल

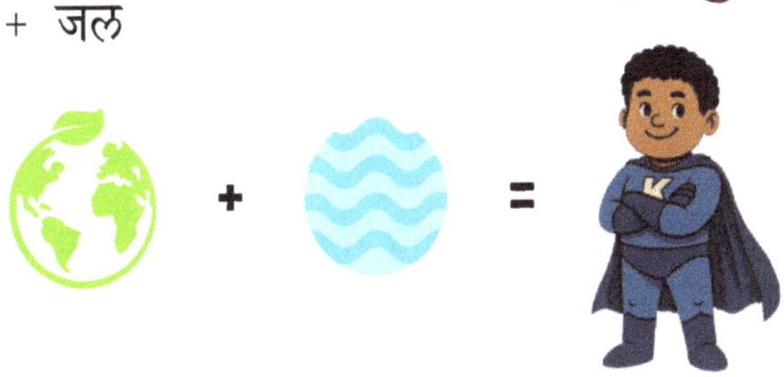

आबा म्हणाले, की प्रत्येक दोष शरीरातील विशिष्ट गुणधर्म नियंत्रित करतो :

- **वात** हालचाल नियंत्रित करतो- श्वास घेणे, डोळ्यांची पापणी हलवणे, रक्ताभिसरण आणि अगदी विचारसुद्धा
- **पित्त** रूपांतरण नियंत्रित करतो- अन्नपचन, शरीराचे तापमान, भूक आणि समज
- **कफ** शरीराला ताकद, स्थिरता, शांतता आणि सांध्यांना गुळगुळीतपणा देतो

सुपरहिरोंची शक्ती

आबा चहा ओतत होते आणि पुढे समजावत होते, “वात म्हणजे वारा समजा; वेगवान, हलका आणि कल्पनांनी भरलेला. पित्त म्हणजे अग्नी- गरम, तीव्र आणि लक्ष केंद्रित करणारा. कफ म्हणजे पृथ्वी- स्थिर, सौम्य आणि काळजी घेणारा.”

मिराया म्हणाली, “म्हणजे वात सुपरहिरो आहे, जो झपाट्याने फिरतो, पित्त तो आहे जो सगळं नियंत्रित करतो आणि “कफ म्हणजे तो, जो प्रेमळ, शांतपणे आधार देणारा.

आबा हसले. “बरोबरच! आता पाहूया, जेव्हा हे तिघं संतुलित असतात तेव्हा काय होतं- आणि जेव्हा नसतात तेव्हा काय गडबड होते.”

आबांनी एक सोपं उदाहरण दिलं. “तुमचं शरीर म्हणजे एक गाडी समजा.”

- **वात** म्हणजे इंजिन- शरीराला हालचाल देणारी ऊर्जा
- **पित्त** म्हणजे इंधन- ते ऊर्जा देतं
- **कफ** म्हणजे गाडीचा ढाचा- तो ताकद आणि आकार देतो

“जर यापैकी एकही भाग नीट काम करीत नसेल, तर पूर्ण गाडी नीट चालत नाही. म्हणूनच आयुर्वेद सांगतो, की हे तिन्ही दोष संतुलित असणं खूप महत्त्वाचं आहे.”

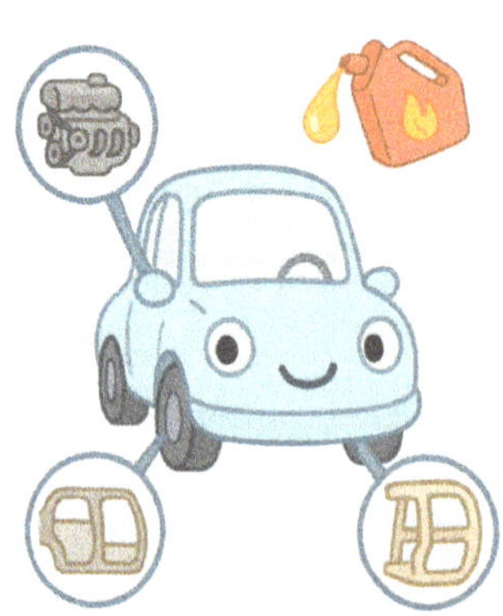

वात, पित्त, कफ यांचा प्रवास

चित्रा म्हणाली, “आपण जन्माला येताना जी दोषप्रकृती घेऊन येतो, ती आयुष्यभर तशीच राहते का?”

“तुमची मूलभूत प्रकृती तीच राहते,” आबा म्हणाले, “पण वयानुसार दोषांचं प्राबल्य बदलतं.”

जीवनातील दोषांचे बदल

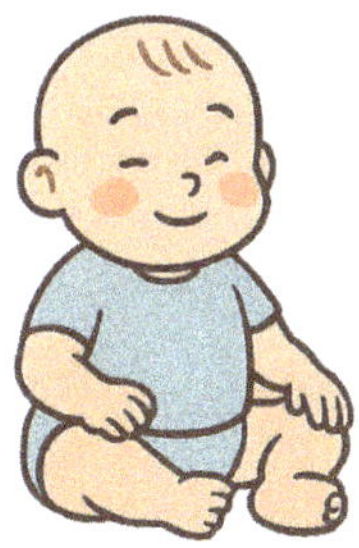

- बालपणात कफ प्रबळ असतो- वाढ, गोंडसपणा, शांतता

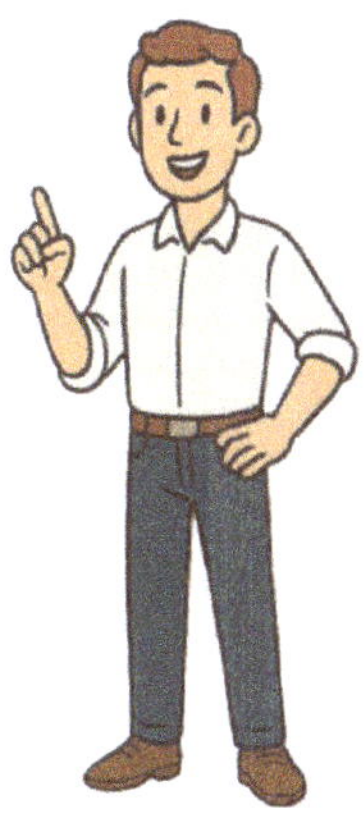

- प्रौढावस्थेत पित्त प्रबळ असतो- सक्रियता, महत्त्वाकांक्षा, नेतृत्व

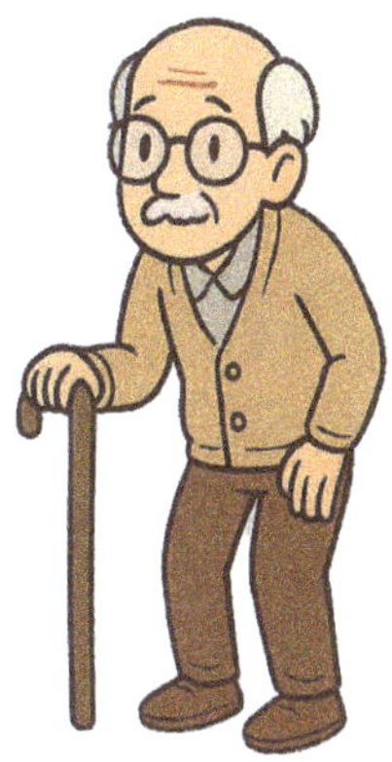

- वृद्धावस्थेत वात प्रबळ असतो- हलकेपणा, कोरडेपणा, चंचल आणि अस्थिरता

“तुमच्या दोषांवर ऋतूसुद्धा परिणाम करतात,” आबा म्हणाले. “त्याबद्दल आपण लवकरच शिकू.”

प्रकृती म्हणजे काय?

"प्रकृती म्हणजे जन्मतः प्राप्त झालेली दोषांची संतुलित रचना. ही रचना शरीर आणि मनाच्या नैसर्गिक कार्यपद्धतीचे प्रतिबिंब असते," आबा म्हणाले.

प्रकृतीच्या आधारे आपल्याला समजते :

- तुम्ही अन्नाला कसा प्रतिसाद देता?
- तुमची झोपेची पद्धत आणि गरज काय आहे?
- कोणतं हवामान शरीराला अनुकूल ठरतं?
- तुमची नैसर्गिक ताकद आणि आव्हाने कोणती आहेत?

आबा म्हणाले, "आपली प्रकृती ओळखली, की योग्य आहार, जीवनशैली आणि दिनचर्या निवडणं सहज शक्य होतं."

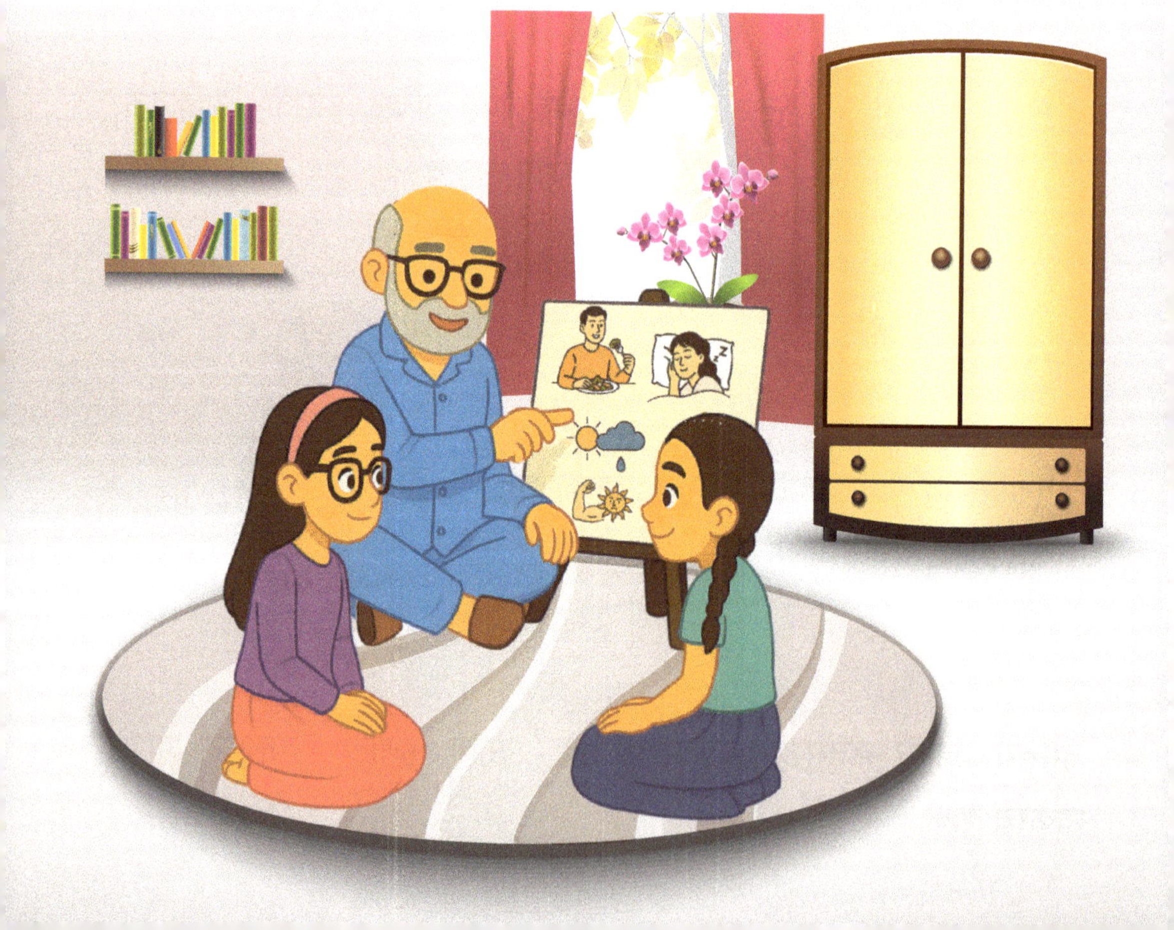

तुमचा दोष शोधा!

मिराया आणि चित्रा यांनी आपली दोषप्रकृती समजून घेण्यासाठी एक छोटी, मजेशीर प्रश्नावली सोडवली. “माझं शरीर पटकन थंड होतं आणि मी सतत हालचाल करीत असते,” मिराया म्हणाली. “हे वातदोषाचं लक्षण वाटतं,” आबा म्हणाले. “मला उष्णता जास्त जाणवते आणि मी पटकन रागावते,” चित्रा हसत म्हणाली. “म्हणजे मी पित्तप्रकृतीची असेन!”

आपली प्रकृती ही एक अद्वितीय मिश्रण असते. ज्या दोषाची लक्षणे तुमच्याशी सर्वाधिक जुळतात, तोच तुमचा प्रमुख दोष असतो. त्यांनी खालील विधानांपैकी स्वतःशी जुळणाऱ्या विधानांवर खूण केली.

तुमचा दोष ओळखा!

जे गुणधर्म तुमच्याशी जास्त जुळतात, त्यांना टिकमार्क करा.

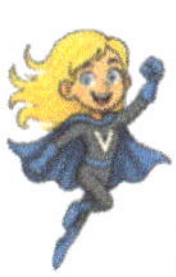
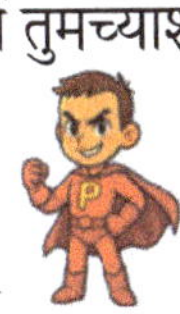
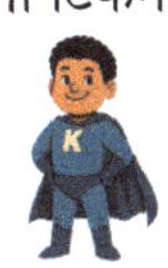

वात (वायू आणि आकाश)	**पित्त** (अग्नी आणि जल)	**कफ** (पृथ्वी आणि जल)
☐ मला टीव्ही बघण्यापेक्षा मैदानावर खेळायला आवडतं.	☐ मला टीमचा कॅप्टन व्हायला आवडतं.	☐ मला परीक्षाकाळात तणाव वाटत नाही.
☐ मला लवकर थंडी वाजते.	☐ मला उष्णता जाणवते किंवा पटकन गरम होते.	☐ मला थंडी वाटते; पण माझं शरीर मजबूत आहे.
☐ माझे विचार सतत बदलतात.	☐ मी एकाग्रतेने काम करू शकतो.	☐ मला शिकायला वेळ लागतो; पण एकदा शिकलं, की विसरत नाही.
☐ मी पटकन बोलतो आणि बोलायला आवडतं.	☐ मी स्पष्ट आणि आत्मविश्वासाने बोलतो.	☐ मी हळू आणि सौम्य बोलतो.
☐ मी जेवण विसरतो किंवा विचित्र वेळेला भूक लागते.	☐ मला वेळेवर जोरदार भूक लागते.	☐ मला फारशी भूक लागत नाही.
☐ माझी झोप हलकी असते आणि मध्ये मध्ये जाग येते.	☐ माझी झोप ठीकठाक असते; पण फार वेळ नसते.	☐ मला झोपायला आवडतं आणि जास्त विश्रांती लागते.
☐ मला नवं काही करायला आवडतं आणि मी पटकन कंटाळतो.	☐ मला आव्हानं आणि प्रश्न सोडवायला आवडतात.	☐ मला ओळखीच्या गोष्टी आणि ठरलेली दिनचर्या आवडते.
☐ माझं मन पटकन बदलतं.	☐ मी पटकन रागावतो किंवा चिडतो.	☐ मी शांत राहतो आणि सहज त्रासून जात नाही.
☐ मी पटकन थकतो पण लवकर ताजातवाना होतो.	☐ माझी ऊर्जा खूप आहे आणि मी सतत काम करू शकतो.	☐ माझी ऊर्जा स्थिर असते आणि जास्त काळ टिकते.
☐ माझं शरीर बारीक आहे आणि माझे हातपाय थंड असतात.	☐ माझं शरीर मध्यम आहे आणि मला उष्णता जाणवते.	☐ माझं शरीर स्थिर आणि मजबूत आहे.

तुमचं प्रमुख दोष कोणता आहे?

तुम्ही प्रत्येक स्तंभात किती टिकमार्क्स दिलेत ते मोजा :

- वात ✓ = _____
- पित्त ✓ = _____
- कफ ✓ = _____

"तू ज्यात सगळ्यात जास्त टिक केलं आहेस, तो दोष तुझा प्रमुख दोष आहे!"

दोष आणि जनुके– विज्ञानातील नवे नाते

आयुर्वेद आता आधुनिक विज्ञानाशी जोडला जात आहे.

शास्त्रज्ञ आयुसॉफ्टसारखी साधने वापरतात. या सॉफ्टवेअरच्या आधारे, दोषांच्या गुणांवर आधारित प्रकृती ओळखण्यास मदत होते.

आयुर्जिनोमिक नावाचे एक क्षेत्रही आहे. हे क्षेत्र दोषांचे कार्य जनुकांच्या कार्यासारखेच कसे काम करते, याचा अभ्यास करते. यामुळे प्राचीन ज्ञान आणि आधुनिक विज्ञान यांचा उपयोग करून वैयक्तिक आरोग्य आराखडे तयार करता येतात.

प्रश्न आणि विचारमंथन

तुमची स्वतःची सुपरहिरो टीम तयार करा!

१. तुला कोणता दोष स्वतःसारखा वाटतो? का?

२. तुम्ही जेव्हा तणावग्रस्त किंवा थकून जाता, तेव्हा तुमच्या दोषांमध्ये काय बदल होतो असं तुम्हाला वाटतं?

३. तुला शांत, संतुलित वाटण्यासाठी काय करता येईल?

४. तुमच्या आवडत्या दोषावर आधारित एक सुपरहिरो किंवा पात्र तयार करू शकता का?

५. तुमची प्रकृती ओळखणं का उपयोगी आहे, असं तुम्हाला वाटतं?

६. तुमच्या दोषांवर आधारित एक आरोग्य ॲप तयार करायचं असेल, तर त्यात कोणकोणत्या खास गोष्टी असतील?

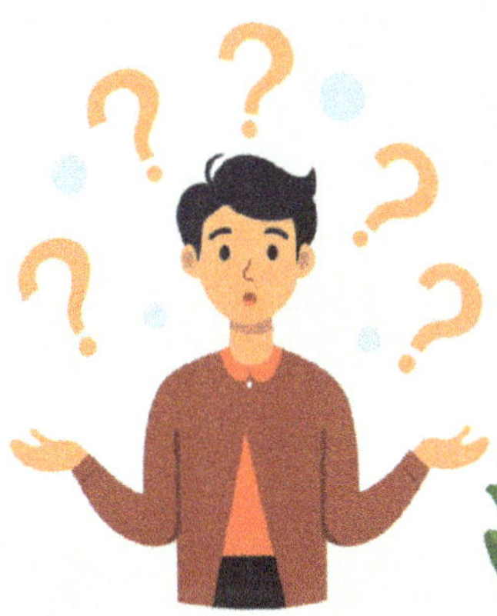

४. आपल्या इंद्रियांची ओळख

ॲक्शन हिरोंची टीम!

आपली पाच इंद्रिये म्हणजे शरीराचे सुपरहिरो– त्यांची भूमिका आणि महत्त्व

सगळं कुटुंब बागेत एकत्र बसलं होतं. पक्ष्यांची किलबिल, झाडांमधून वाहणारा मंद वारा आणि गवतावर खेळणारा सूर्यप्रकाश- सगळं वातावरण अगदी प्रसन्न वाटत होतं.

खाली वाकून एक गळालेलं पान हातात घेत, मिराया म्हणाली, “आबा, हे सगळं- आवाज, वास, रंग, आणि जमिनीचा स्पर्श- आपल्याला कसं कळतं?”

आबा हसले. “आयुर्वेदात याचं फार सुंदर स्पष्टीकरण आहे. तो आपल्या शरीरात कार्यरत असलेल्या दोन महत्त्वाच्या यंत्रणांचा उल्लेख करतो- ज्ञानेंद्रिय म्हणजे ज्ञान मिळवणारी इंद्रिये आणि कर्मेंद्रिय म्हणजे कृती करणारी इंद्रिये.”

“म्हणजे एक यंत्रणा आपल्याला समजून घेण्यास मदत करते,” चित्रा म्हणाली, “आणि दुसरी यंत्रणा आपल्याला प्रतिसाद द्यायला मदत करते?”

“बरोबर!” आबा म्हणाले.

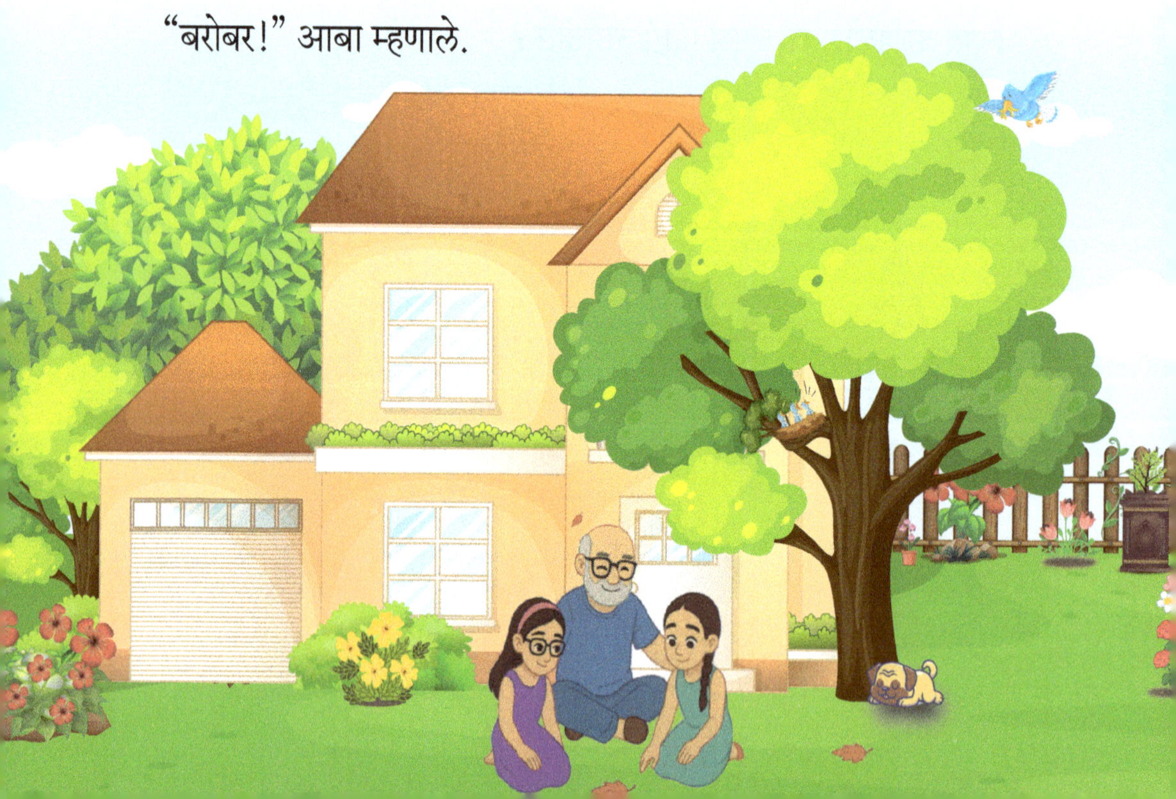

पाच ज्ञानेंद्रिये– ज्ञान मिळवण्याचे दरवाजे

“ही पाच ज्ञानेंद्रिये म्हणजे आपल्याला जगाची माहिती मिळवण्यासाठीचे दरवाजे आहेत,” आबा म्हणाले. “प्रत्येक ज्ञानेंद्रिय निसर्गातील एका घटकाशी जोडलेलं असतं.”

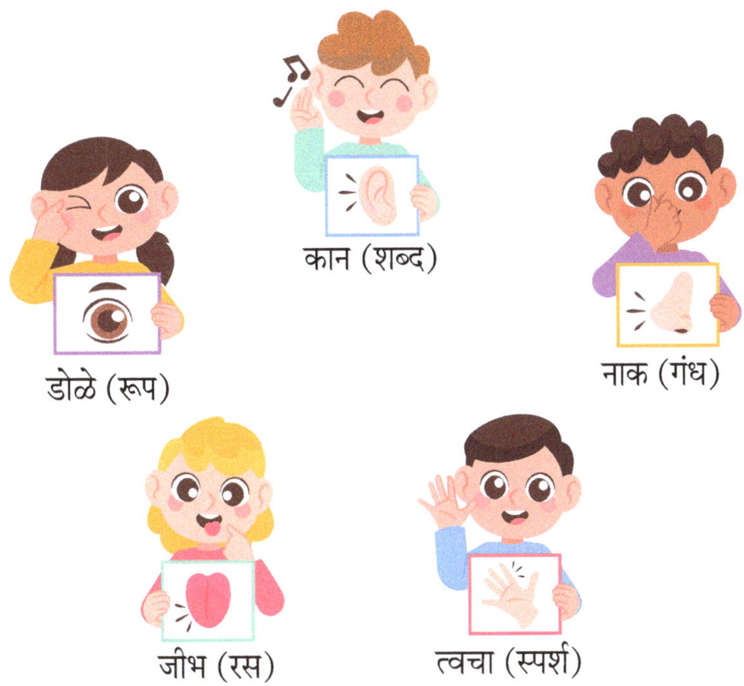

१.	डोळे (नेत्र)	–	रंग, प्रकाश	अग्नी (अग्नितत्त्व)
२.	कान (कर्ण)	–	आवाज	आकाश
३.	नाक (नासिका)	–	वास	पृथ्वी
४.	जीभ (जिव्हा)	–	चव	जल
५.	त्वचा (स्पर्शेंद्रिय)	–	स्पर्श	वायू

मिराया आश्चर्याने म्हणाली, “म्हणजे डोळे आणि अग्नीचं नातं आहे?”

“हो.” आबा म्हणाले. “डोळ्यांची नजर अग्नीमुळेच (तेज) टिकते!”

पाच कर्मेंद्रिये– कृती करणारी यंत्रणा

मग आजोबांनी दुसऱ्या यंत्रणेबद्दल म्हणजेच कर्मेंद्रियांबद्दल सांगितलं.

१. हात –वस्तू पकडण्यासाठी आणि काम करण्यासाठी

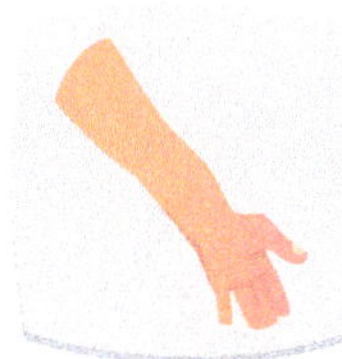

२. पाय–चालण्यासाठी आणि प्रवासासाठी

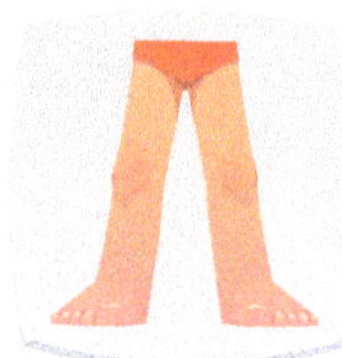

३. तोंड–बोलण्यासाठी

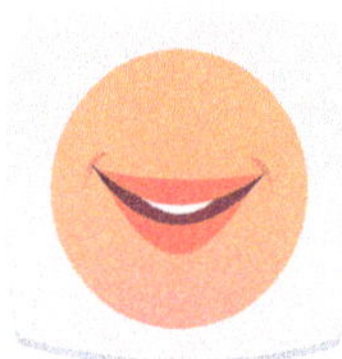

४. विसर्जन करणारी इंद्रियं–
शरीरातील घाण बाहेर टाकण्यासाठी

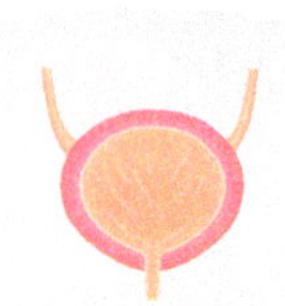

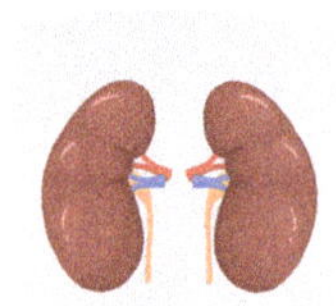

५. प्रजनन करणारी इंद्रियं–
वाढ आणि निर्मितीसाठी

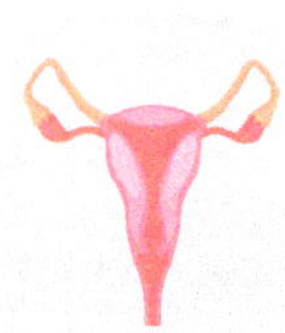

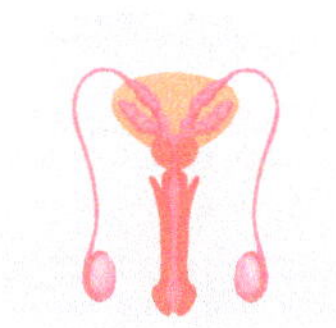

आबा म्हणाले, "ही इंद्रियं आपल्याला जगाशी कृतीद्वारे जोडतात. आपण फक्त माहिती घेत नाही; आपण त्यावर कृतीही करतो."

चित्रा म्हणाली, "म्हणजे कानानं ऐकणं हे ज्ञान आणि उत्तर देणं म्हणजे कृती!"

मनाची भूमिका– प्रमुख दूत

“पण या दोन टीम्स एकत्र कशा काम करतात?” मिरायाने विचारले.

आबा हसले आणि म्हणाले, “त्यांना जोडणारा एक खास खेळाडू आहे- मन.”

मन ज्ञानेंद्रियांकडून माहिती घेतं, ती समजून घेतं आणि मग कर्मेंद्रियांना कृती करण्याचे आदेश पाठवतं. हे म्हणजे आपल्या शरीराचं कंट्रोल रूम आहे!

चित्रा म्हणाली, “आणि मग मेंदूचं काय?”

आबा थोडे विचारात पडले; पण मग त्यांनी सांगितलं, “आधुनिक विज्ञानात मेंदू हे एक शक्तिशाली नियंत्रण केंद्र मानलं जातं. तो आपल्याला विचार करायला, लक्षात ठेवायला, हालचाल करायला आणि भावना अनुभवायला मदत करतो.

पण आयुर्वेदात मेंदूचा स्वतंत्र उल्लेख नाही. त्याऐवजी आयुर्वेदात मन म्हणजे मानस यावर भर दिला जातो. मन हे सूक्ष्म मानलं जातं आणि शरीर व इंद्रियांशी खोलवर जोडलेलं असतं.

म्हणून विज्ञान मेंदूचा अभ्यास यंत्रासारखा करतो; तर आयुर्वेद मनाकडे अधिक संवेदनशील आणि अनुभवात्मक दृष्टिकोनातून पाहतो.”

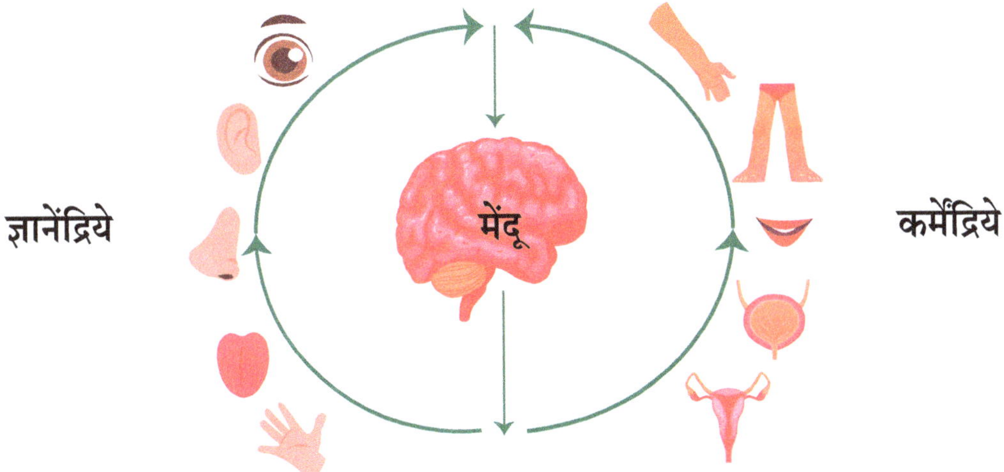

रथाची उपमा– आयुर्वेदात मनाचं सुंदर चित्रण

"हे अधिक चांगलं समजून घ्यायचं असेल, तर आयुर्वेद एक सुंदर उपमा देतो- रथाची उपमा." आबा म्हणाले.

आबांनी जमिनीवर बोटाने चित्र काढलं.

रथ म्हणजे आपलं शरीर

- पाच घोडे म्हणजे आपली ज्ञानेंद्रियं
- लगाम म्हणजे मन
- सारथी म्हणजे बुद्धी
- आणि प्रवासी म्हणजे आत्मा

"जर लगाम ढिला असेल, तर घोडे रस्ता चुकतात; पण जर सारथी बुद्धीने रथ चालवत असेल, तर प्रवास न चुकता सुरळीत होतो!"

मिराया हळू आवाजात म्हणाली, "म्हणजे आपल्याला आपल्या इंद्रियांना योग्य मार्ग दाखवण्यासाठी मनाला प्रशिक्षण द्यावं लागतं?"

"हो," आबा म्हणाले. "हेच तर शहाणपणाने जगण्याचं गमक आहे."

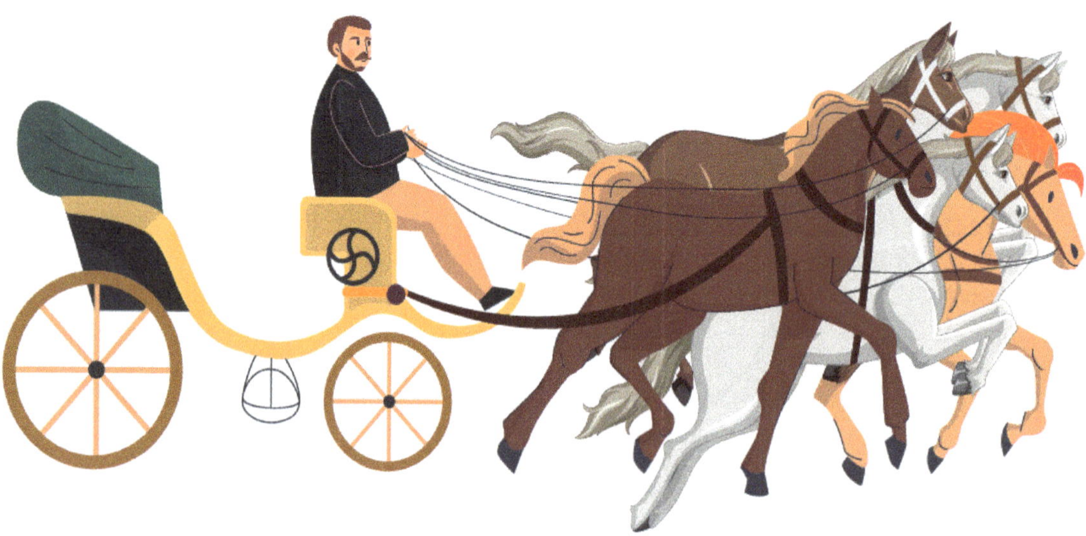

समतोलात जगणं

आबा खुर्चीत टेकले. आणि म्हणाले, "जेव्हा आपली इंद्रियं, मन आणि कृती यांचा समतोल साधला जातो, तेव्हा आपल्याला आरोग्य आणि शांतता जाणवते, असं आयुर्वेद सांगतो."

चित्राने विचारले, "पण जर कुणी दिवसभर मोबाइल किंवा टॅब्लेटकडेच पाहत असेल तर?"

"तर तो डोळ्यांचा अतिवापर आहे," आबा म्हणाले. "आणि जर कुणी खूप वेळ जोरात संगीत ऐकत असेल, तर ते कानांना त्रासदायक ठरतं. प्रत्येक इंद्रियाची एक मर्यादा असते. कधी कधी आपण आपल्या बुद्धीला झटकून अतिरेक करतो– यालाच प्रज्ञापराध म्हणतात; पण त्याबद्दल आपण नंतर सविस्तर बोलू."

आयुर्वेद आपल्याला आठवण करून देतो :

- इंद्रियांचा वापर काळजीपूर्वक करा
- मन शांत आणि एकाग्र ठेवा
- आरोग्य आणि शांतता वाढवणाऱ्या कृती निवडा

आपण काय पाहतो, ऐकतो, चाखतो, स्पर्श करतो आणि बोलतो यामध्ये समतोल राखल्यास आपण स्वतःशी आणि आजूबाजूच्या जगाशी सुसंगतपणे जगू शकतो.

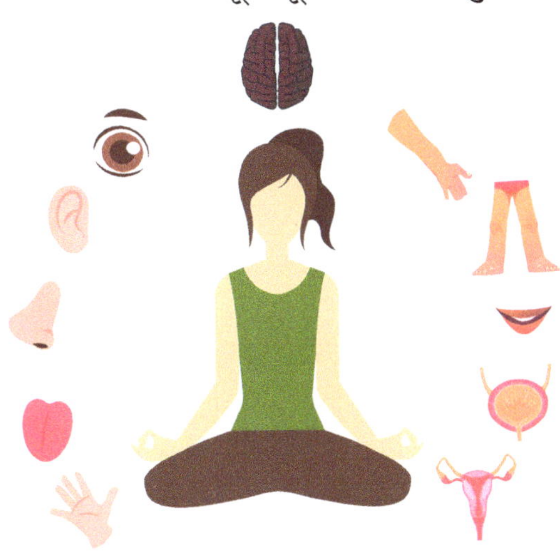

प्रश्न आणि विचारमंथन

विचारपूर्वक उत्तर द्या :

१. एखादे इंद्रिय निवडा. रोजच्या आयुष्यात त्याची अधिक चांगली काळजी कशी घेता येईल?

२. प्रत्येक इंद्रिय एका घटकाशी जोडलेलं असतं, असं का म्हणतात? याचं प्रत्यक्ष उदाहरण देता येईल का?

३. जर तुमचं मन म्हणजे लगाम असेल, तर तो खूप घट्ट किंवा खूप सैल असेल तर तुम्हाला कसं वाटतं?

४. तुझा एक दिवस, कल्पना कर–जेव्हा तुझी सगळी इंद्रियं शांत आणि आनंदी असतील. कसं वाटेल?

५. रथाच्या उदाहरणाऐवजी स्वतःचं उदाहरण तयार करा- उदा. सायकल, अंतराळयान किंवा इतर काही.

६. रोजच्या आयुष्यात तुम्ही कोणती कृती नकळत करता? ती अधिक जाणीवपूर्वक कशी करता येईल?

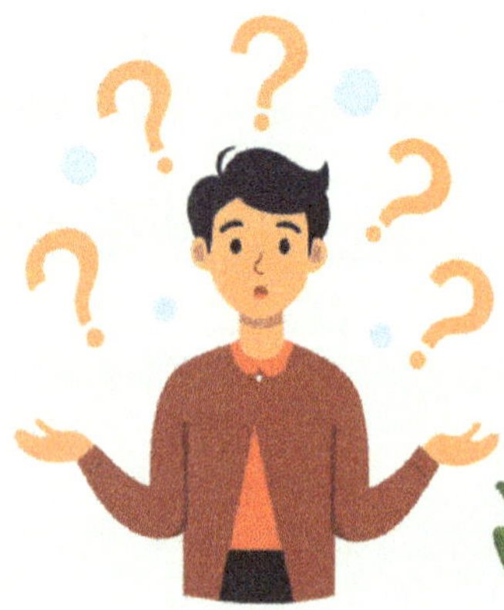

५. आहार हेच औषध

प्रत्येक घासात जादू!

जेवणात काय खाल्लं जातं, त्याचा आपल्या आरोग्यावर कसा परिणाम होतो ?

स्वयंपाकघरात गरम मसाल्यांचा सुवास दरवळत होता. चित्रा डाळिंब सोलत होती आणि मिराया आईसोबत सूप ढवळत होती. आबा हातात भिजवलेले बदाम आणि मनुका घेऊन आले.

"अन्न कधी आपल्याला झोप आणतं, तर कधी खूपच उत्साही बनवतं– किती गंमत आहे ना!" चित्रा म्हणाली.

"किंवा कधी कधी मस्त वाटतं आणि कधी पोट बिघडवतं!" मिराया हसून म्हणाली.

आबा म्हणाले, "बरोबर! आयुर्वेदात अन्न म्हणजे केवळ पोट भरण्याची गोष्ट नाही– अन्न हेच पहिलं औषध मानलं जातं!"

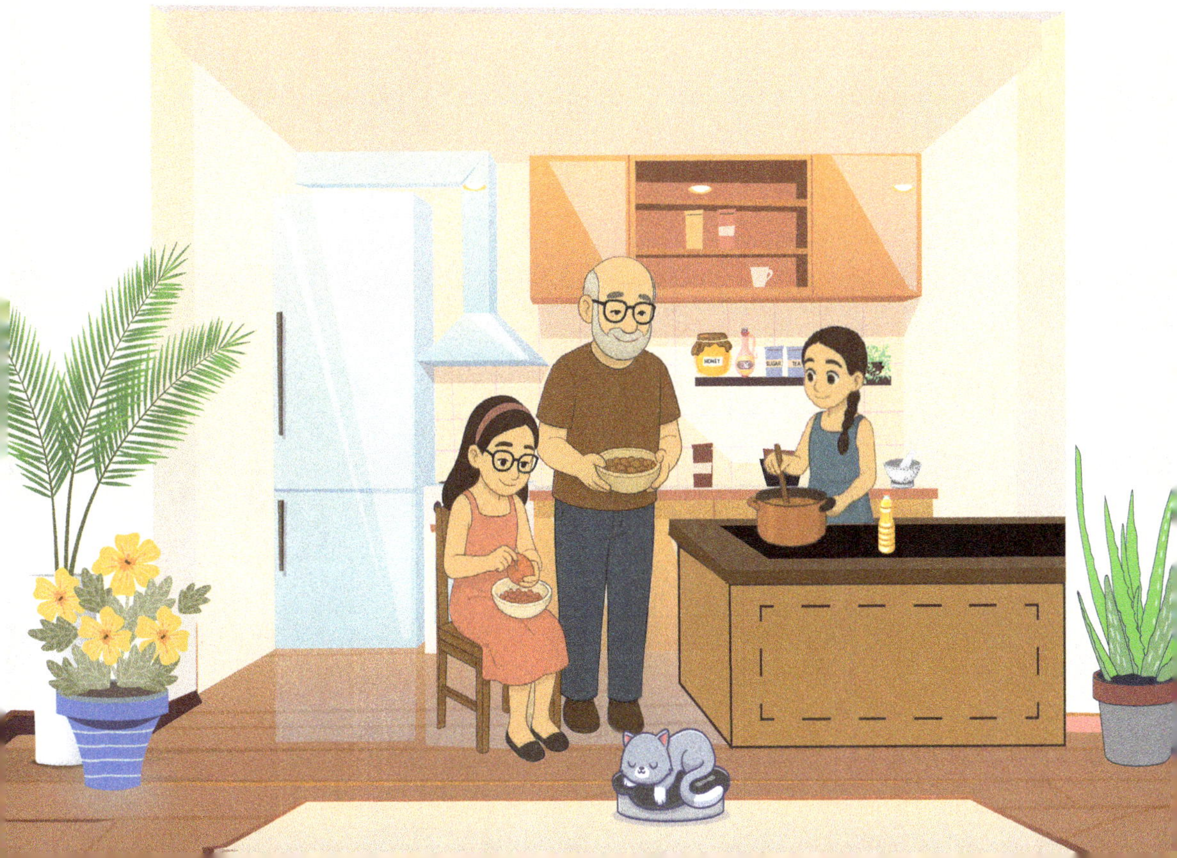

अन्न म्हणजे द्रव्य- पोषण आणि उपचार करणारे

आयुर्वेदात जी कुठलीही गोष्ट आरोग्यासाठी वापरली जाते– अन्न, औषधी वनस्पती, खनिजे–त्यांना द्रव्य म्हणतात.

प्रत्येक अन्नपदार्थात तीन गोष्टी महत्त्वाच्या असतात :

- द्रव्य – जसं की सफरचंद, तांदूळ, आले
- गुण – उष्ण/थंड, जड/हलकं, ओलसर/कोरडं
- रस – चव : गोड, आंबट, खारट, कडू, तिखट, तुरट

द्रव्य

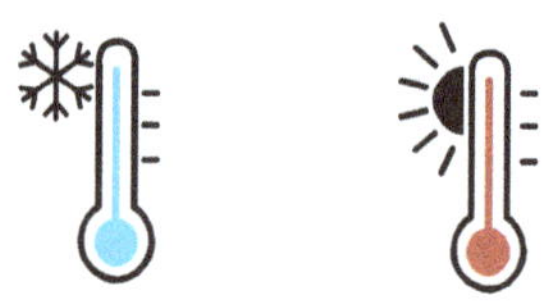

गुण

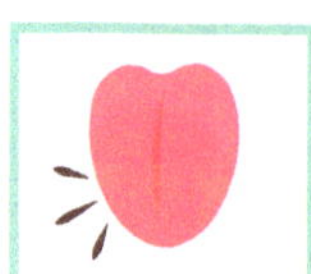

रस

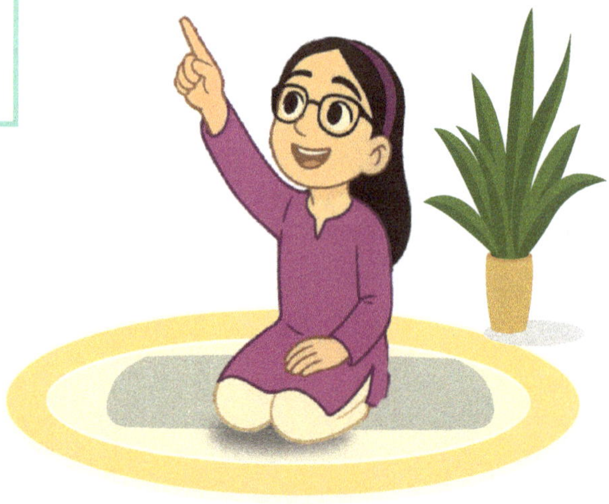

सहा चव– रस

“तुम्हांला माहिती आहे का?” आबा म्हणाले, “आयुर्वेदात फक्त गोड-तिखट नाही, तर सहा चवी सांगितल्या आहेत!”

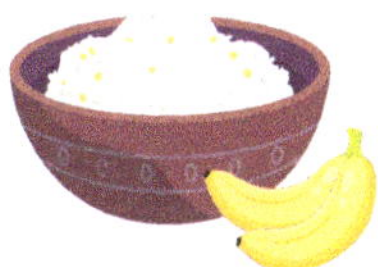

१. **मधुर (गोड) :**
पोषण देतो, शांत करतो– जसं की दूध, केळं

२. **आम्ल (आंबट) :**
भूक वाढवतो– जसं की लिंबू, ताक

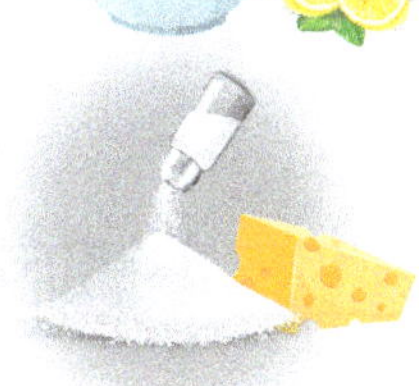

३. **लवण (खारट) :**
ऊर्जा देतो– जसं की मीठ, चीज

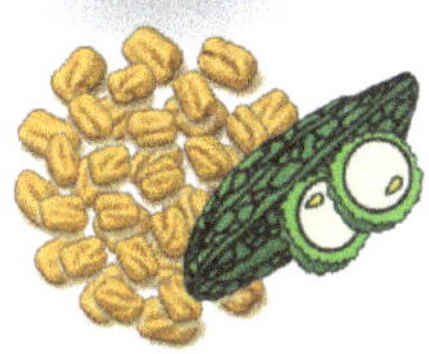

४. **तिक्त (कडू) :**
शरीर शुद्ध करतो– जसं की मेथी, कारलं

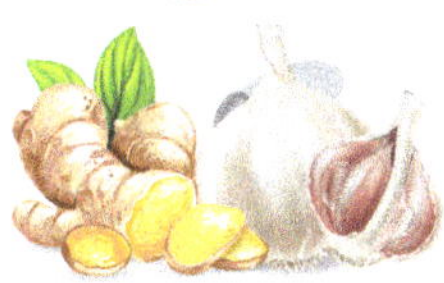

५. **कटू (तिखट) :**
उष्णता वाढवतो– जसं की आले, मिरची

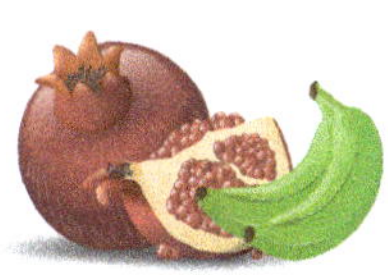

६. **कषाय (तुरट) :**
कोरडेपणा देतो– जसं की डाळिंब, कच्चं केळ

प्रत्येक चव दोषांवर वेगळा परिणाम करते. आपल्या प्रकृतीनुसार योग्य प्रमाणात सहा रसांचा समावेश असलेला आहार शरीरात समतोल निर्माण करतो.

दोष आणि आहार

"म्हणजे अन्न दोषांना समतोलात ठेवू शकतं किंवा बिघडवूही शकतं?" मिरायाने विचारले.

"हो," आबा म्हणाले. "म्हणूनच सगळ्याच चवी सर्वांना सारख्या प्रमाणात चालत नाहीत – त्या आपल्या प्रकृतीवर अवलंबून असतात."

- वातप्रकृतीच्या लोकांना गरम, स्निग्ध आणि स्थिरता देणारं अन्न हवं असतं– जसं की सूप आणि स्ट्यू
- पित्त प्रकृतीच्या लोकांना थंड, सौम्य आणि गोडसर अन्न हवं असतं– जसं की काकडी, तूप आणि दूध
- कफ प्रकृतीच्या लोकांना हलकं, उष्ण आणि कोरडं अन्न हवं असतं– जसं की तिखट डाळी, वाफवलेल्या भाज्या

"म्हणजे मी जेव्हा चिडचिडी वाटते, तो फक्त माझा मूड नसतो तर ते कदाचित माझं जेवणही असतं," चित्रा म्हणाली.

आबा हसले व म्हणाले, "कदाचित!"

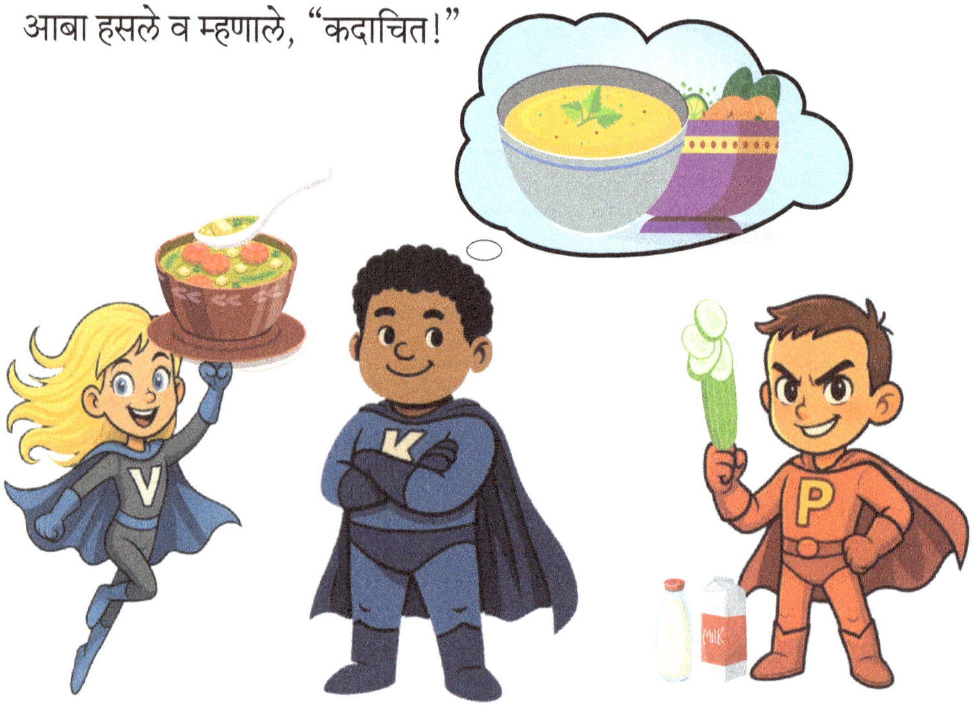

सात्त्विक, राजसिक, आणि तामसिक अन्न

आयुर्वेद अन्नाचं वर्गीकरण मनावर होणाऱ्या परिणामांनुसारही करतो.

- **सात्त्विक :** स्वच्छ, ताजं आणि हलकं अन्न. हे अन्न मनात स्पष्टता, शांतता आणि आनंद निर्माण करतं. उदाहरण : गरम खिचडी, फळं, दूध, तूप

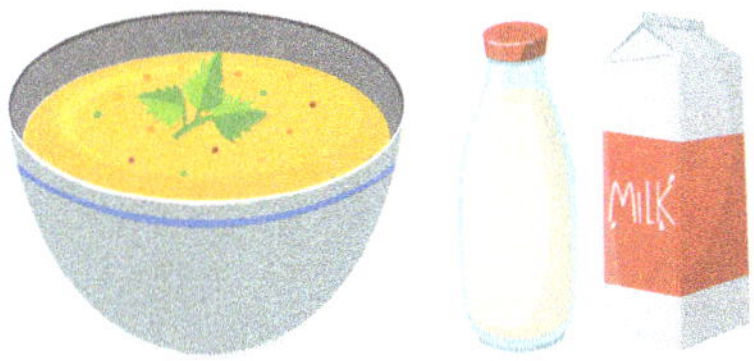

- **राजसिक :** चटकदार आणि मसालेदार अन्न. यामुळे उत्साह, वेग आणि कधी कधी चिडचिडेपणाही होतो. उदाहरण : तळलेले स्नॅक्स, खूप मसालेदार अन्न, आंबट लोणचं

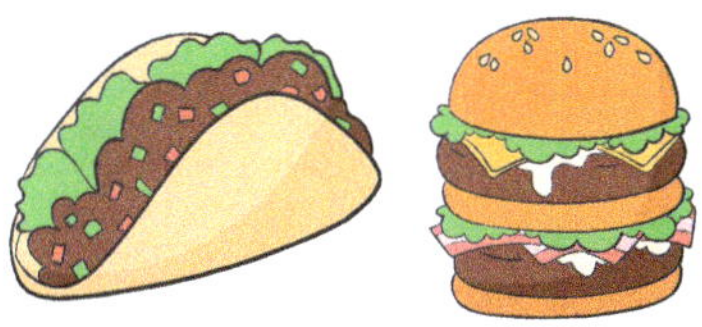

- **तामसिक :** जड, प्रक्रिया केलेलं किंवा शिळं अन्न. असं अन्न आळस, झोप आणि गोंधळ यास कारण ठरतो. उदाहरण : उरलेलं, पुन्हा गरम केलेलं, प्रक्रिया केलेलं किंवा जुनं अन्न

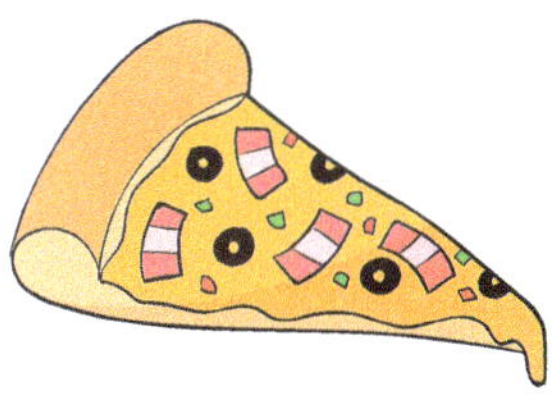

"म्हणजे अन्न आपली विचारशक्तीही घडवतं?" चित्राने विचारले. "हो," आबा म्हणाले. "आपलं मन आणि शरीर एकाच ऊर्जेपासून बनलेलं असतं."

ऋतूनुसार खाणं- ऋतुचर्या

मिराया वर बघून म्हणाली, “आबा, मग प्रत्येक ऋतूत वेगळं खायला हवं का?”

“नक्कीच,” आबा म्हणाले. “निसर्ग प्रत्येक ऋतूसाठी आपल्याला जे हवं तेच देतो. ऋतूनुसार अन्न खाल्लं की दोष समतोलात राहतात.”

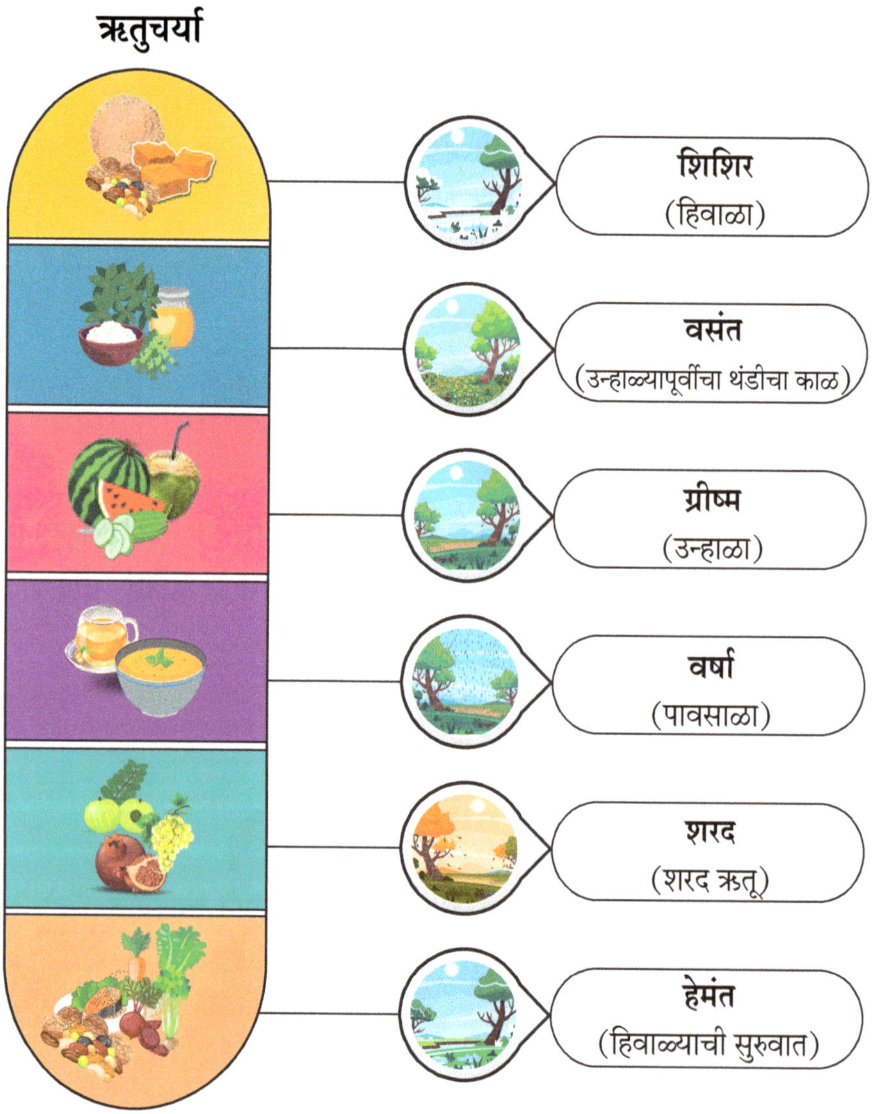

- **शिशिर (उन्हाळ्याआधीची थंडी) :** उबदार अन्न– जसं की तीळ, गूळ, तूप, सुकामेवा
- **वसंत (हिवाळ्यानंतरचा काळ) :** हलकं अन्न– जसं की तांदूळ, जव, हिरव्या भाज्या, मध
- **ग्रीष्म (उन्हाळा) :** थंडावा देणारं अन्न– जसं की कलिंगड, काकडी, नारळपाणी
- **वर्षा (पावसाळा) :** उबदार सूप, खिचडी, आल्याचा चहा– कच्चं अन्न टाळावं.
- **शरद (शरद ऋतू) :** थंड आणि गोड फळं– जसं की डाळिंब, आवळा, द्राक्षं
- **हेमंत (हिवाळ्याची सुरुवात) :** पौष्टिक स्ट्यू, तूप, सुकामेवा, कंदवर्गीय भाज्या

शुद्ध देशी तूप हे सगळ्या ऋतूंमध्ये उपयुक्त असतं. ते शरीर मजबूत करतं, पचन सुधारतं आणि मन शांत ठेवतं.

"म्हणजे अन्नाचं वेळापत्रक निसर्गातच तयार झालंय?" मिरायाने विचारलं. "हो," आबा म्हणाले. "निसर्ग नेहमी आपल्याला हवं तेच देतो, फक्त आपण ऐकायला हवं आणि ऋतू म्हणजे फक्त कालचक्र नाही, तर आपल्याभोवती बदलणारा निसर्गही आहे."

विरुद्ध आहार

“आबा, खरंच का फळं आणि दूध एकत्र घेतलं तर अपाय होतो? माझ्या मैत्रिणीच्या आईने सांगितलं, की ते आरोग्यासाठी वाईट असतं.”

आजोबांनी हसत मान हलवली. “हो बाळा, काही अन्नपदार्थ एकत्र घेतले तर शरीर त्याचं पचन नीट करू शकत नाही. आयुर्वेदात अशा एकत्र न खाण्याच्या जोड्यांना ‘विरुद्ध आहार’ म्हणतात. म्हणजेच एकमेकांशी विसंगत असलेला आहार.”

चित्राने डोकं बाजूला वाकवून विचारले. “विसंगत? म्हणजे ते पोटात भांडतात का?”

आबा हसले. “बरोबर! प्रत्येक अन्नाची चव, ऊर्जा, आणि पचनावर होणारा परिणाम याचा स्वतःचा असा एक स्वभाव असतो. जेव्हा आपण जुळत नाही असं अन्नं एकत्र खातो, तेव्हा शरीर गोंधळून जातं. पचन मंद होतं, आणि आम नावाचे अपायकारक पदार्थ तयार होऊ शकतात.”

मिरायाच्या डोळ्यांत आश्चर्य. “म्हणजे दोन्ही अन्नं आरोग्यदायी असली तरी एकत्र घेतल्यावर अपायकारक होतात?”

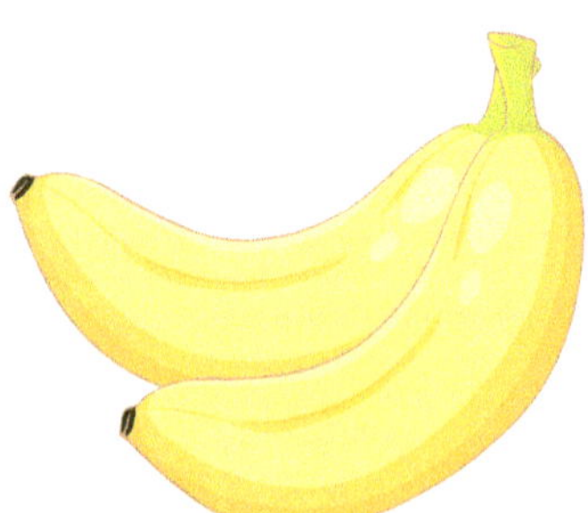

केळं आणि दूध
थंड आणि जड

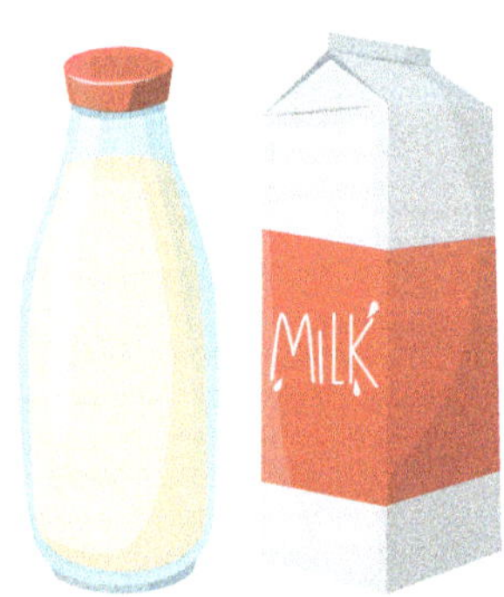

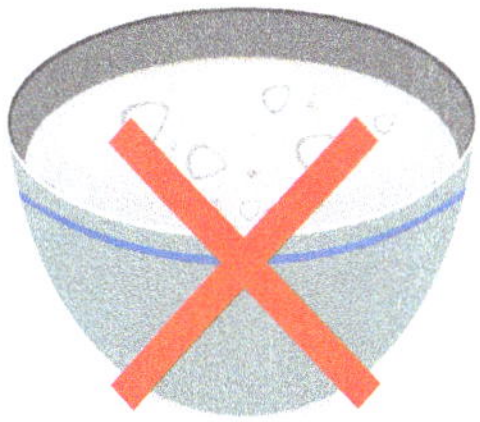

केळं आणि दूध
एकत्र घेतले तर आम वाढवतात

"अगदी बरोबर," आबा म्हणाले. "उदाहरणार्थ केळं आणि दूध. दोन्ही थंड आणि जड आहेत; पण वेगवेगळ्या प्रकारे. एकत्र घेतल्यावर ते चिकट आणि मंद मिश्रण तयार करतात, जे पचायला कठीण असतं. हळूहळू यामुळे पोट फुगणे, त्वचेचे त्रास किंवा ॲलर्जी होऊ शकते."

मिराया थोडा विचार करीत म्हणाली, "मग अजून कोणत्या जोड्या टाळाव्यात?"

"बरं," आबा पुढे म्हणाले, "मध गरम करणं चांगलं नाही. मासे आणि दूध एकत्र घेणंही टाळावं. रात्री दही खाणंही योग्य नाही. हे सगळं 'विरुद्ध आहारा'चं उदाहरण आहे."

चित्रा मागे रेलून विचारात पडली. "मला वाटलंच नव्हतं, की अन्न असं वागू शकतं!"

आबा हसले. "म्हणूनच आयुर्वेद अन्नाला खूप महत्त्व देतो. जेव्हा आपण अन्न योग्य प्रकारे निवडतो आणि एकत्र करतो, तेव्हा ते फक्त इंधन नाही तर औषधासारखं काम करतं."

मिराया म्हणाली, "आता मी खूप काळजी घेणार. स्वयंपाकघरात असं काहीही एकत्र करायचं नाही!"

"अगदी बरोबर!" आबा आनंदाने म्हणाले. "जेव्हा आपण योग्य अन्न खातो, तेव्हा शरीर हलकं, ताजं आणि ऊर्जेने भरलेलं असतं. आपल्या घासाचं आणि ताटातल्या अन्नाचं हेच खरं सामर्थ्य आहे!"

प्रश्न आणि विचारमंथन

१. तुला कोणतं अन्न आवडतं? त्याचा रस, गुण आणि द्रव्य काय असतील असं तुला वाटतं?
२. तुझ्या दोषानुसार एक जेवण तयार करायचं असेल, तर त्यात काय काय पदार्थ असतील आणि का?
३. कोणतं अन्न तुला शांत राहायला आणि लक्ष केंद्रित करायला मदत करतं? आणि कोणतं तुला बेचैन किंवा झोपाळू करतं?
४. ऋतूबदलानुसार आहार बदलणं कशासाठी गरजेचं आहे?
५. केळी आणि दूध एकत्र का खाऊ नये?
६. तू कधी फक्त एकाच चवीचे अन्न जास्त खाल्लंस का? त्यानंतर तुला काय वाटलं?
७. जर सहा रसांवर आधारित सुपरहीरो टीम तयार केली, तर त्यांचे गुणधर्म काय असतील?

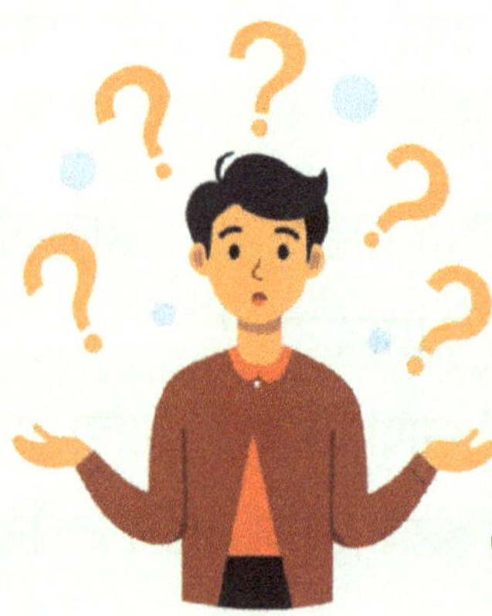

६. औषधी वनस्पती

निसर्गाची आरोग्यदायी देणगी

वनस्पतींच्या चमत्कारी गुणधर्मांची ओळख आणि त्यांचा उपयोग

रविवारची सकाळ होती आणि अंगणात तुळस आणि ओल्या मातीचा सुगंध दरवळत होता. मिराया कोरफडीला पाणी घालत होती, तर चित्रा स्वयंपाकघराच्या खिडकीजवळ उभी होती आणि आल्याच्या तुकड्याचा वास घेत होती. "आबा," मिराया म्हणाली, "सगळ्या वनस्पती औषधी असतात का?"

"हो," आबा म्हणाले. "वनस्पती म्हणजे निसर्गाची एक शक्तिशाली देणगी. त्या केवळ आजार बरे करण्यासाठी वापरल्या जात नाहीत- तर शरीरात समतोल राखण्यासाठी, रोग टाळण्यासाठी आणि ताकद वाढवण्यासाठी वापरल्या जातात."

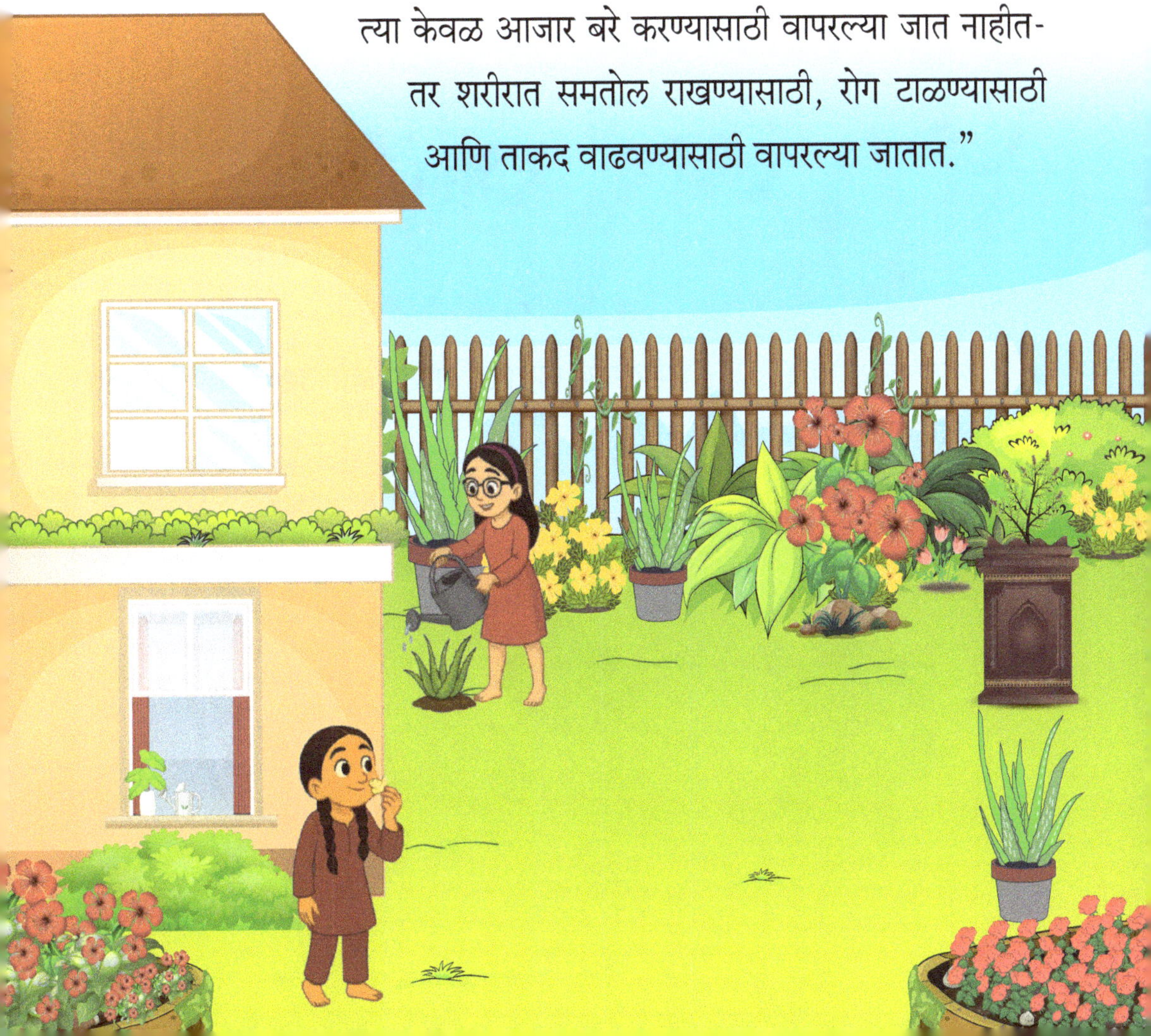

वनस्पतींचे उपयोग– उष्ण आणि शीत गुणधर्म

आयुर्वेद सांगतो, की वनस्पतींमध्ये उष्ण ( ) किंवा शीत ( ) गुणधर्म असतो; पण याचा अर्थ त्यांचे तापमान नाही, तर त्या शरीरावर कसा परिणाम करतात हे महत्त्वाचं असतं.

- उष्ण वनस्पती ( ) : शरीरात उष्णता निर्माण करतात आणि पचन सुधारतात. उदाहरण: आले, दालचिनी, मोहरी, आंबा

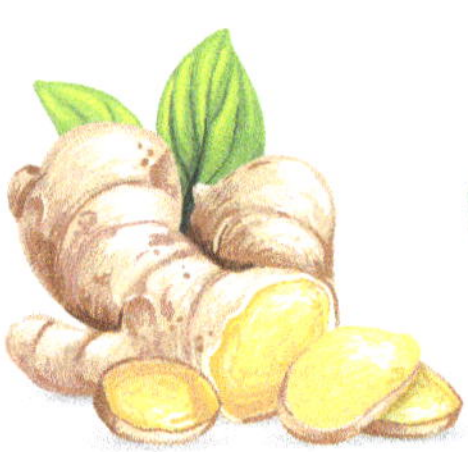
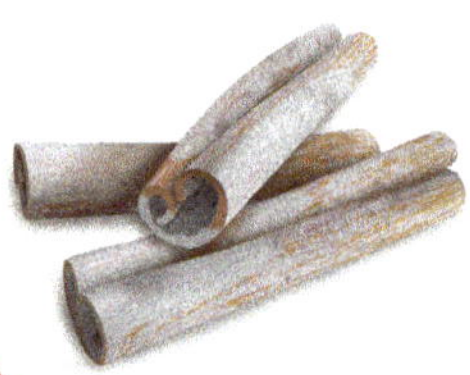
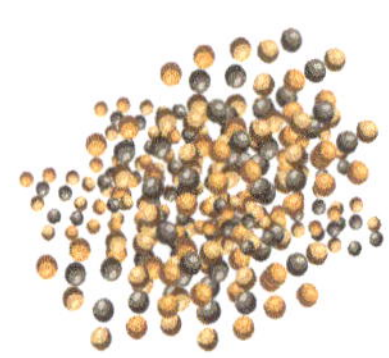

- शीत वनस्पती ( ) : शरीर थंड करतात, ताप किंवा उष्णतेसाठी उपयुक्त. उदाहरण: धणे, आवळा, वाळा

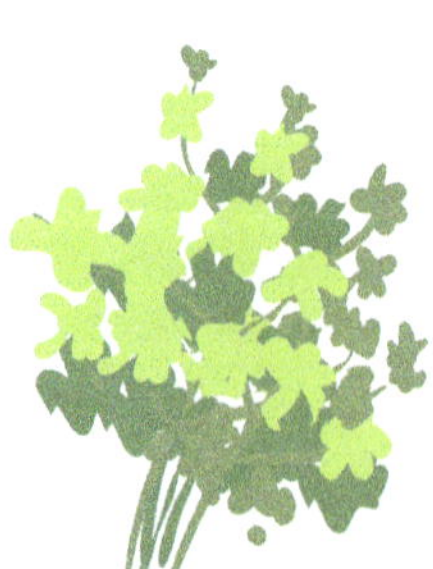

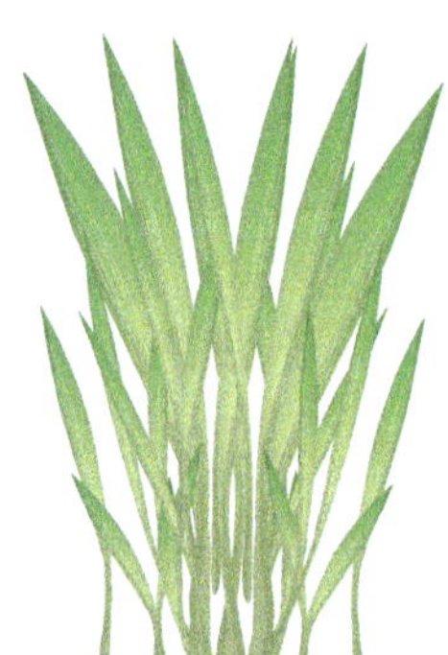

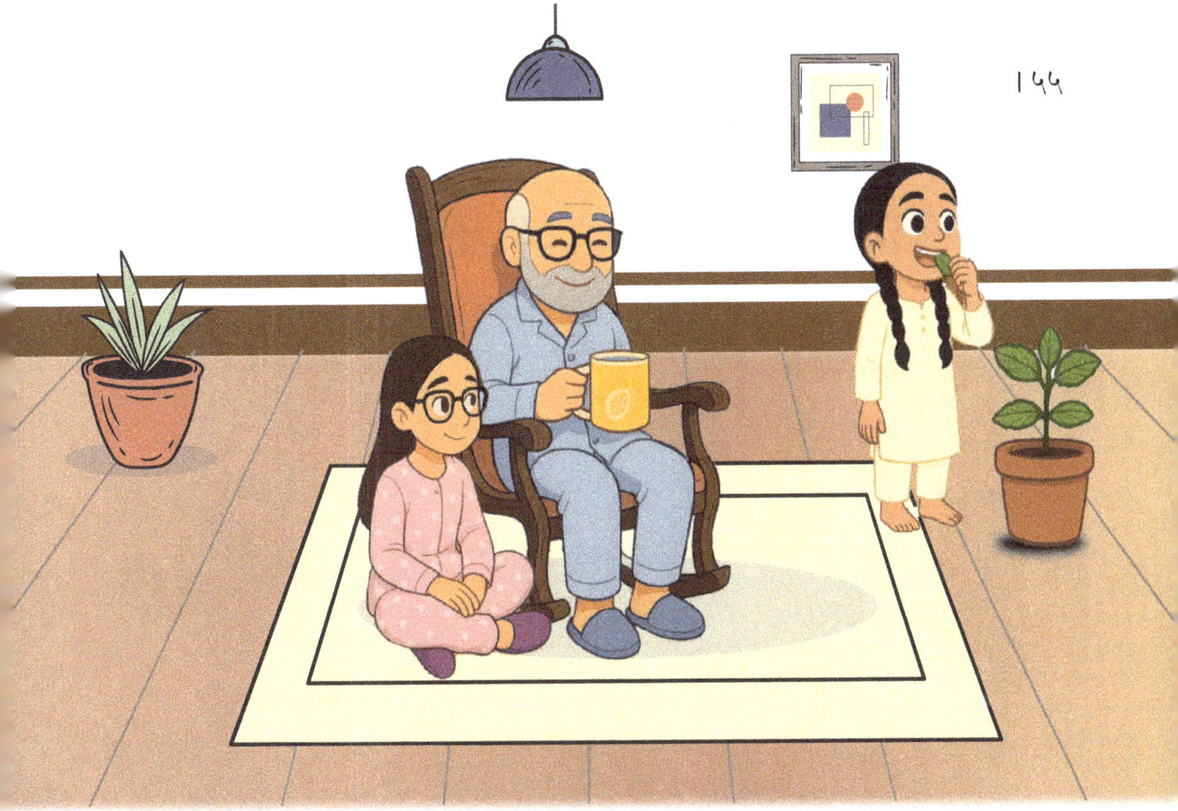

चित्राने खिडकीजवळच्या कुंडीतून पुदिन्याचं एक पान तोडलं आणि चव घेतली. "पुदिना तर नक्कीच थंड आहे, बरोबर ना?"

आबा हसले. "चवीनं तो थंड वाटतो, हो, पण आयुर्वेदात पुदिना म्हणजे उष्ण वनस्पती."

"कसं काय? तो तर बर्फासारखा वाटतो!"

"हीच तर गंमत आहे," आबा म्हणाले. "काही गोष्टी जशा वाटतात तशा नसतात. पुदिना पचन सुधारतो, पोटफुगी कमी करतो आणि शरीरातला अग्नी (पचनशक्ती) वाढवतो- म्हणून तो उष्ण आहे."

चित्रा विचारात पडली. "म्हणजे आपल्याला फक्त चवीनं नाही, तर आतून काय होतं ते बघायला हवं."

"अगदी बरोबर," आबा म्हणाले. "संपूर्ण शरीर कसा प्रतिसाद देतं हे आयुर्वेद पाहतो."

काही खास आयुर्वेदिक वनस्पती

१. तुळस (🔥) :

- रोगप्रतिकारशक्ती वाढवते
- मन शांत करते

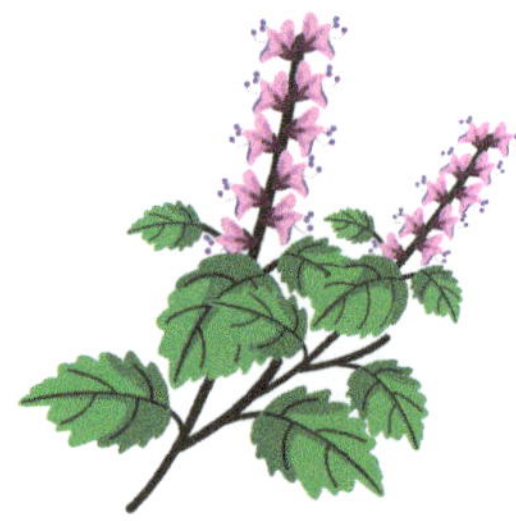

२. आवळा (❄️) :

- व्हिटॅमिन सी, थंडावा देतो
- त्वचा निरोगी ठेवतो
- तिन्ही दोष शांत करतो

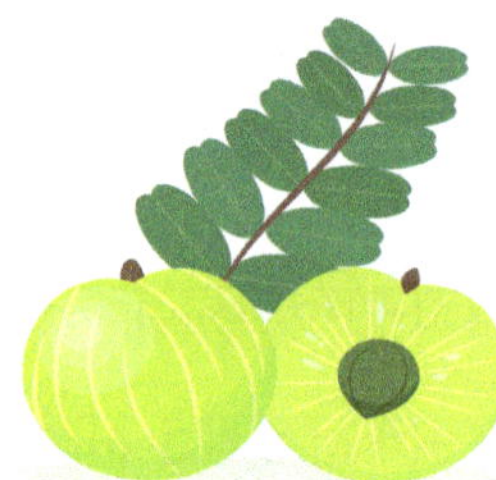

३. पुदिना (🔥) :

- पचन सुधारतो
- इंद्रियं ताजीतवानी करतो

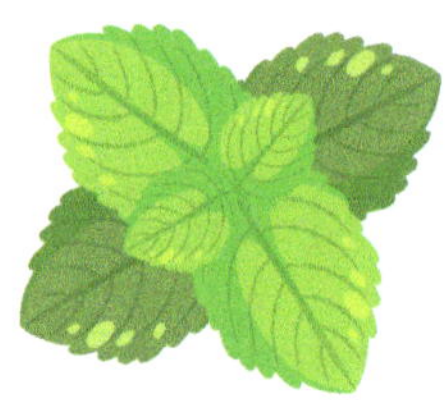

४. हळद (🔥) :

- सूज कमी करते
- जखमांवर उपयोगी

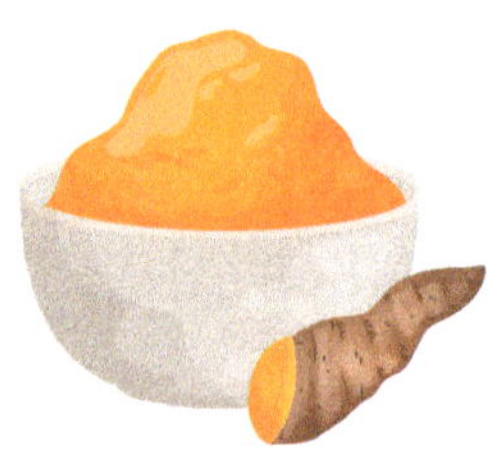

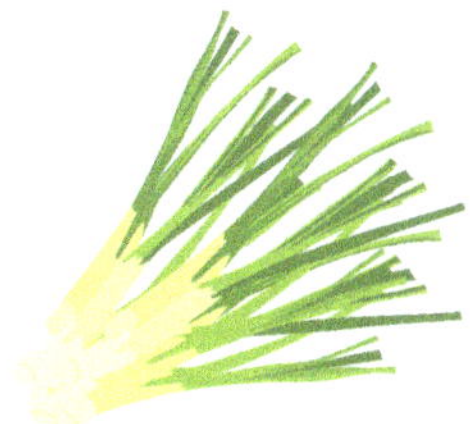

५. गवती चहा (❄) :

- पचन व सर्दीवर उपयोगी
- खोकल्यावर उपयोगी

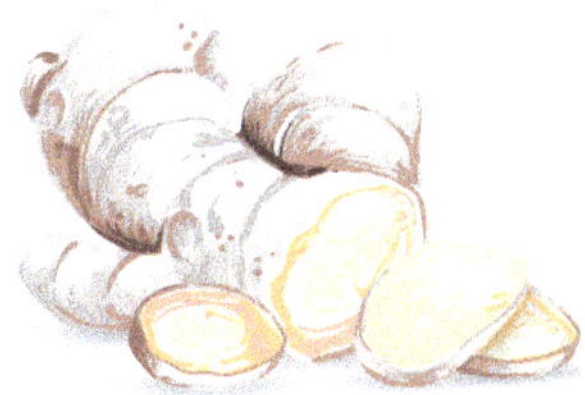

६. सुंठ (🔥)–

- सुकवलेलं आलं
- अंग गरम करतं
- मळमळ कमी करते

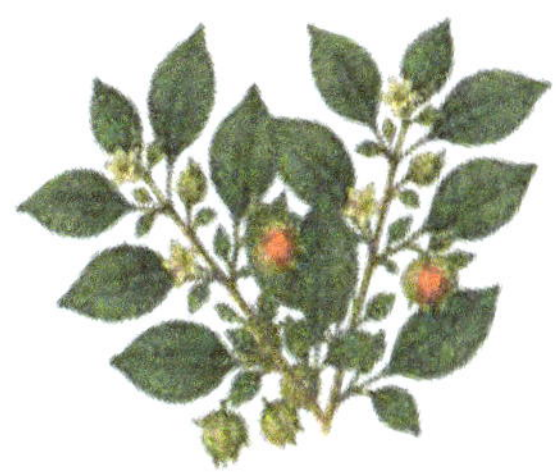

७. अश्वगंधा (🔥)–

- ऊर्जा वाढवतो
- स्मरणशक्ती आणि रोगप्रतिकारशक्ती सुधारतो

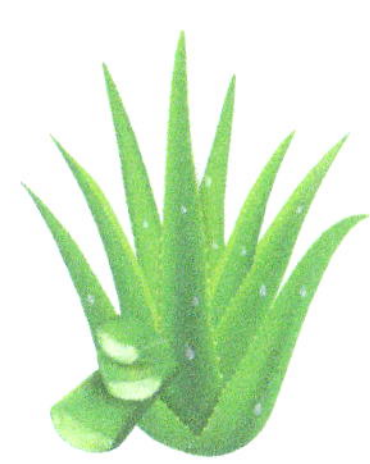

८. कोरफड (❄)–

- त्वचेसाठी आणि पचनासाठी उपयुक्त
- जळजळ आणि कोरडेपणा कमी करते
- शरीराला बाहेरून आणि पोटातूनही घेता येते.

स्वयंपाकघरातील औषधी मसाले

“सर्व औषधी वनस्पती जंगलात नाही मिळत, तर त्या तुमच्या स्वयंपाकघरातच आहेत!” आबा हसत म्हणाले.

मिरायाने मसाल्यांचा डबा उघडला. “हळद, जिरे, मिरी, वेलदोडा... ही सगळी औषधं आहेत?”

“हो. प्रत्येक मसाला वेगवेगळ्या दोषांचा समतोल साधतो आणि पचन सुधारतो.”

मसाल्यांचा गुणधर्म

मसाला	फायदे	ऊर्जा	समतोलात ठेवतो
हळद	सूज कमी करते, शरीर शुद्ध करते	उष्ण 🔥	पित्त, कफ
आले	पचन सुधारते, शरीर गरम ठेवते	उष्ण 🔥	वात, कफ
दालचिनी	रक्ताभिसरण सुधारते, श्वास ताजातवाना	उष्ण 🔥	वात, कफ
जिरे	चयापचय वाढवतो	शीत ❄️	वात, पित्त
वेलदोडा	मन शांत ठेवतो, फुफ्फुस मजबूत करतो	शीत ❄️	पित्त
लवंग	जंतू नष्ट करते	उष्ण 🔥	वात, कफ
बडीशेप	पोट शांत ठेवते	शीत ❄️	पित्त
मोहरी	शरीर गरम ठेवते, चयापचय वाढवते	उष्ण 🔥	वात, कफ
मेथी	भूक वाढवते	उष्ण 🔥	वात, कफ

थोडीशी गंमतजंमत - औषधी चहा, पेये आणि तेल

आबांनी मुलींना वनस्पतींपासून तयार होणारे काही सोपे आणि आरोग्यदायी पदार्थ दाखवले :

- **औषधी चहा :** तुळस, आले, पुदिना, गवती चहा घालून पाणी उकळणे.
- **फ्लेवर्ड पेये :** थंड किंवा गरम पाण्यात गुलाब, कोकम, जास्वंद, केशर इ. भिजवून ते पाणी पिणे.

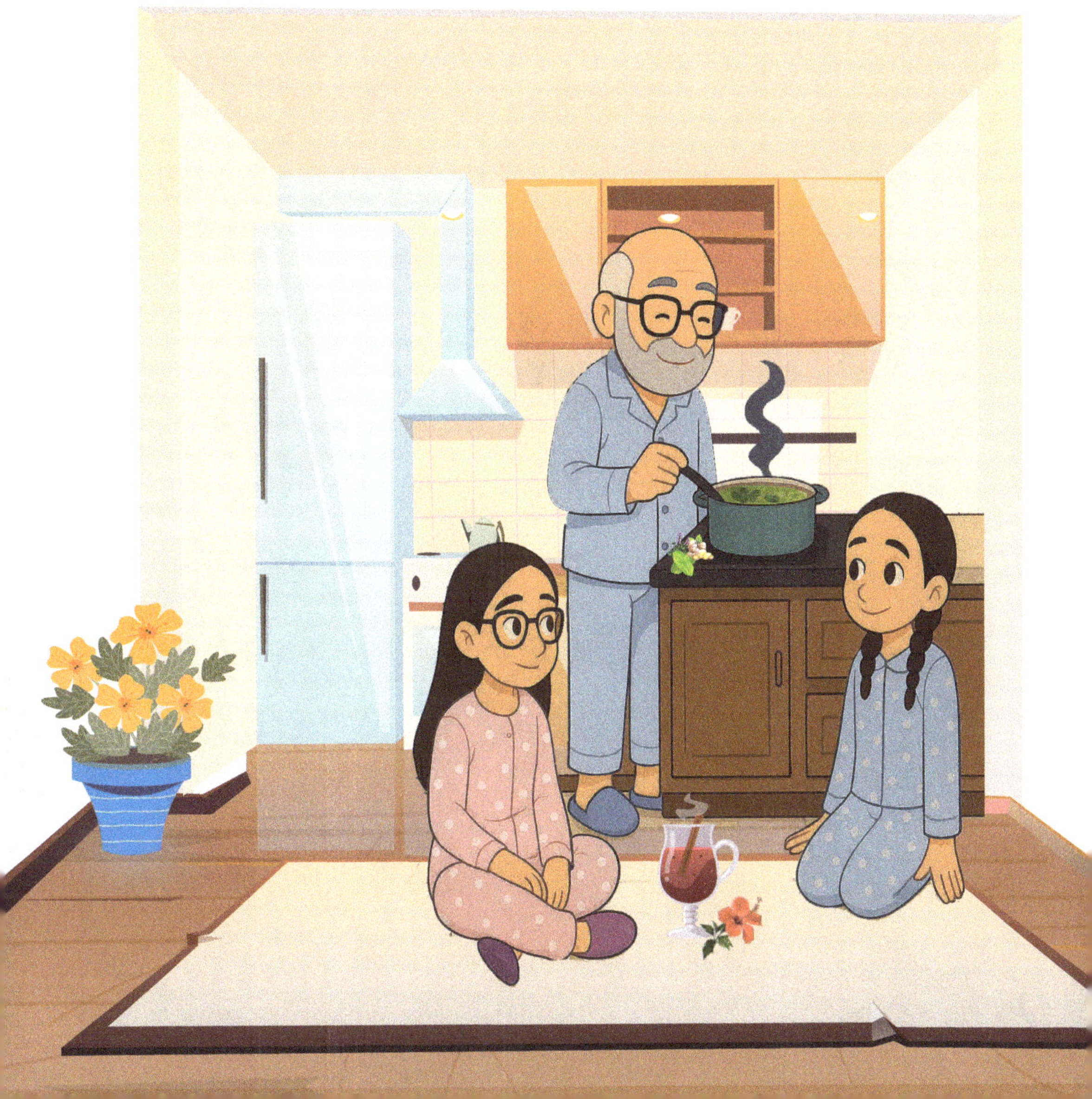

- **फेस मास्क :** कोरफड, चंदन, हळद, यष्टिमधू यांचे दूध, साय किंवा दह्यासोबत मिश्रण करणे.
- **मन शांत करणारी तेले :** आंघोळीपूर्वी किंवा झोपण्यापूर्वी तीळ तेल किंवा नारळ तेलाने मसाज

आबांनी आठवण केली, की कोणतीही वनस्पती वापरण्याआधी तपासून घ्या. काही वनस्पतींची ॲलर्जी येऊ शकते. काही करण्यापूर्वी नेहमी तुमचे पालक किंवा आयुर्वेदतज्ज्ञांचा सल्ला घ्या.

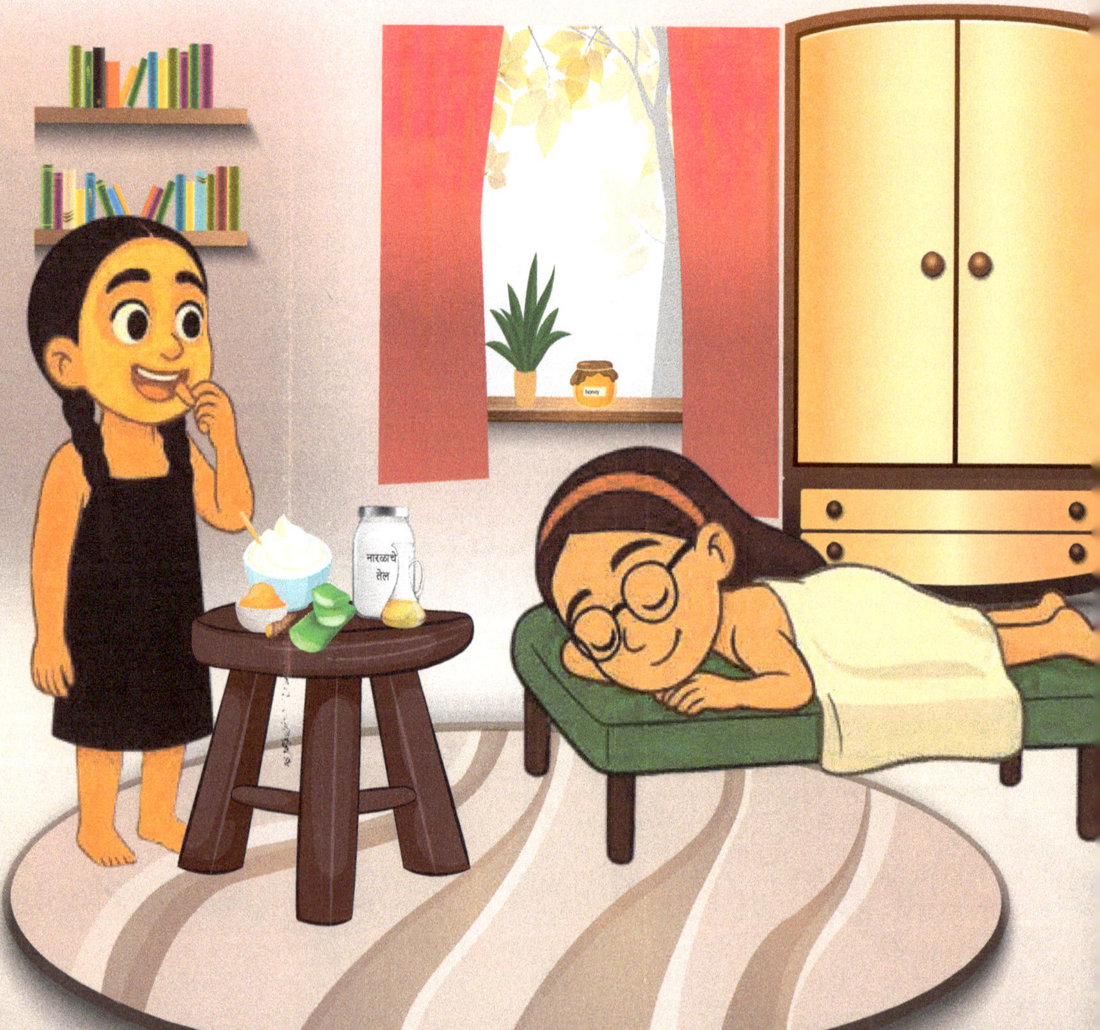

प्रश्न आणि विचारमंथन

तुमची कल्पनाशक्ती वापरून वनस्पतींशी बोला

१. तुझ्या स्वयंपाकघरातली किंवा बागेतली कोणती वनस्पती तुला सगळ्यात जवळची वाटते? का?

२. एखाद्याला बरे करण्यासाठी तीन वनस्पतींनी एक मोहिम राबवली, अशी एक छोटी गोष्ट तयार करा.

३. तुम्ही स्वतःचा हर्बल चहा तयार करणार असाल, तर त्यात काय असेल आणि तो कशासाठी उपयोगी असेल?

४. आयुर्वेद दूरच्या वनस्पतींपेक्षा आपल्या आजूबाजूच्या वनस्पतींना का महत्त्व देतो, असं तुम्हांला का वाटतं?

५. तुझ्या स्वप्नातल्या हर्बल बागेचं चित्र काढ. तिथे कोणती झाडं असतील? आणि त्यांची काळजी कोण घेईल?

६. उष्ण आणि शीत वनस्पती वेगवेगळ्या ऋतूंमध्ये शरीराचं संतुलन कसं राखतात, असं तुला वाटतं?

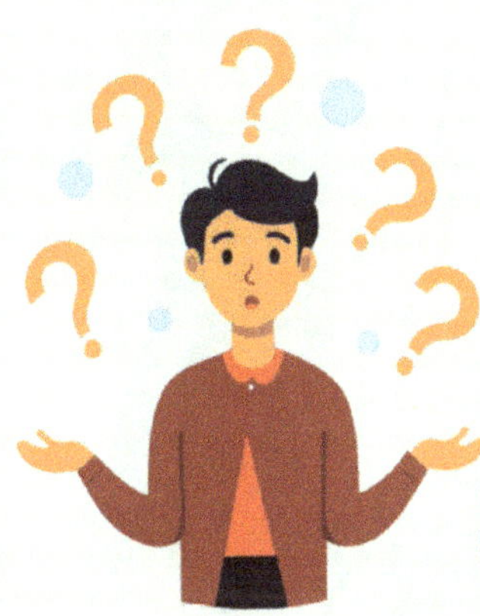

७. आरोग्यदायी दिनक्रम

दिवस आणि ऋतू यांचे छोटेखानी गुपित!

दैनंदिन सवयी आणि ऋतूनुसार जीवनशैली बदलण्याचे महत्त्व

पावसाने नुकतीच विश्रांती घेतली होती. मिराया केस पुसत होती आणि चित्रा आलं घातलेलं गरम पाणी घेत होती. तिळाच्या तेलाचा काही थेंब हातावर चोळत, आबा खोलीत आले.

"आबा," चित्राने विचारलं, "तुमचं सगळं नेहमी एकदम वेळेवर असतं– चहा, तेल लावणं, चालायला जाणं– नियमित वेळेत !"

"हो," आबा म्हणाले. "कारण आपलं शरीर लयप्रिय असतं. आयुर्वेदात याला दिनचर्या म्हणतात- निसर्गाच्या घड्याळाशी जुळणारा एक आरोग्यदायी दैनंदिन दिनक्रम."

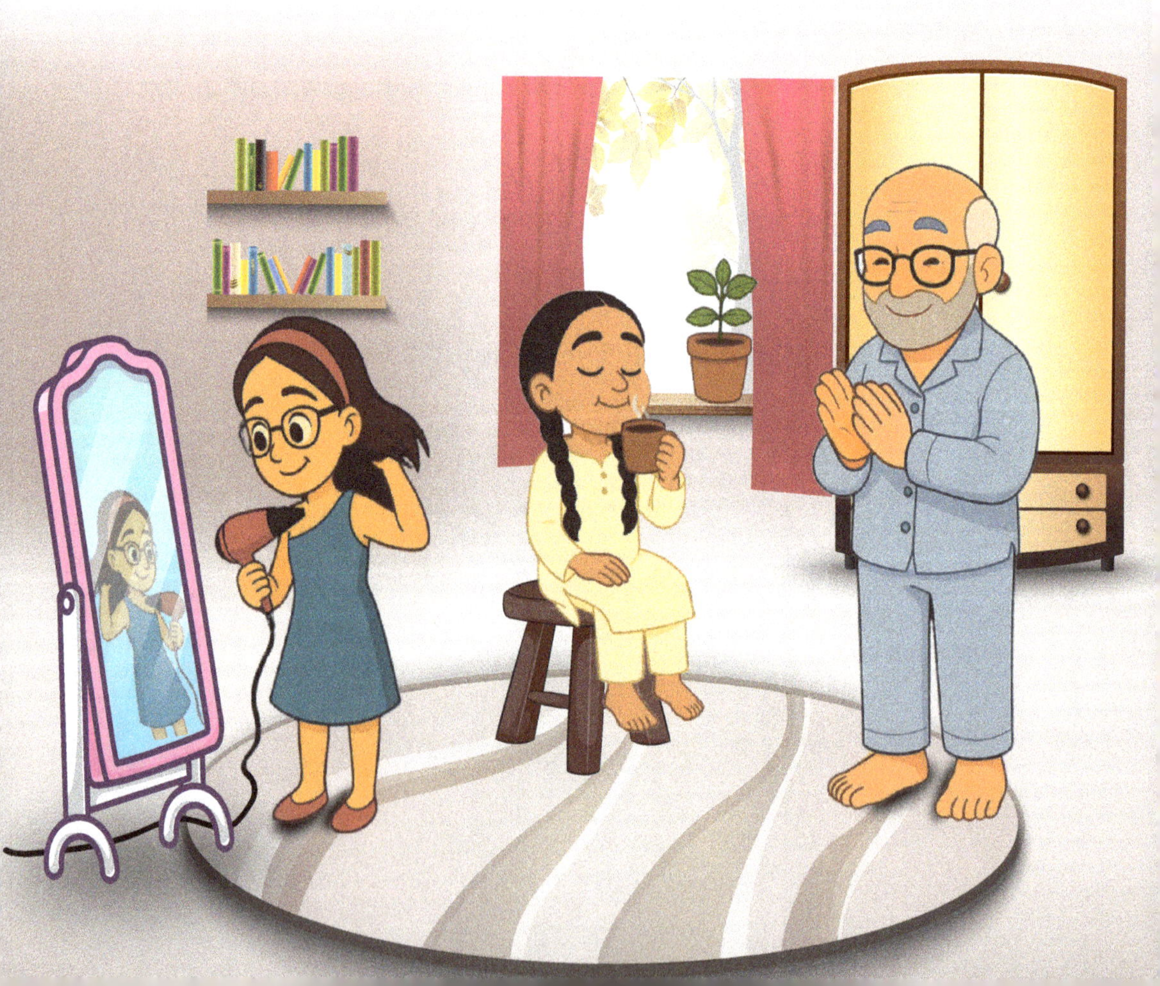

दिनचर्या– दिवसाचं शास्त्र

आबा म्हणाले, "आयुर्वेद सांगतो, की प्रत्येक दिवस म्हणजे आपल्या आयुष्याचं छोटं रूप. जर आपण एक दिवस चांगला जगलो, तर संपूर्ण आयुष्य आरोग्यदायी होऊ शकतं."

आबा म्हणाले, "चला, बघूया आयुर्वेदाने सुचवलेली दिनचर्या:"

१. **लवकर उठणं :**
सूर्योदयापूर्वी (ब्रह्म मुहूर्त)

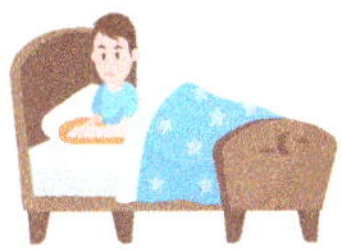

२. **इंद्रियांची स्वच्छता :**
दात घासणं, जीभ स्वच्छ करणं, डोळे धुणं

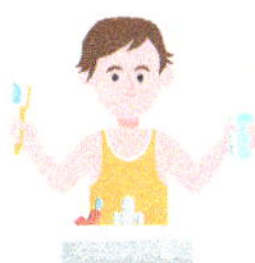

३. **शरीर साफ करणं :**
शौचासाठी जाणं

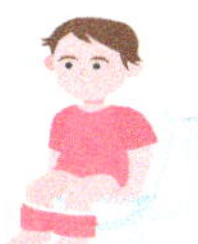

४. **हलका व्यायाम किंवा योग:**
शरीर जागं करण्यासाठी

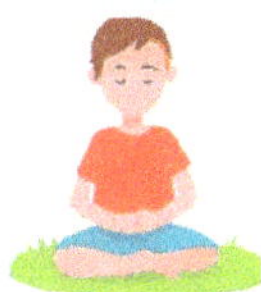

५. **तेल मालिश (अभ्यंग) :**
त्वचेला पोषण, रक्ताभिसरण सुधारते

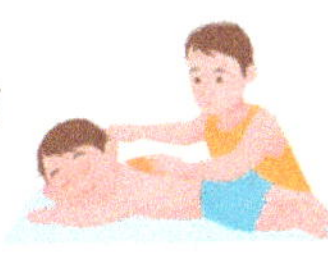

६. **गरम पाण्याने अंघोळ :**
ताजेतवाने आणि ऊर्जायुक्त वाटतं

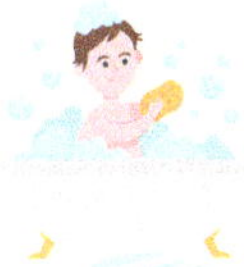

७. **प्रार्थना किंवा शांत वेळ :**
मन शांत करण्यासाठी

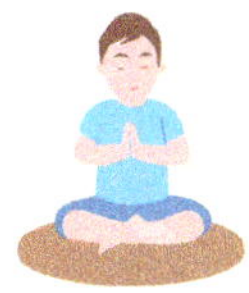

८. **पौष्टिक न्याहारी :**
प्रकृतीनुसार हलकी आणि पोषक

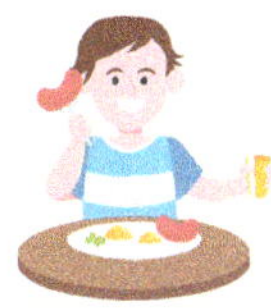

९. **काम, अभ्यास, खेळ :**
एकाग्रतेने आणि संतुलनाने

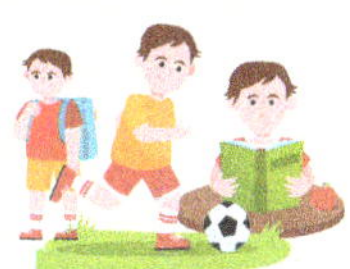

१०. **दुपारचं जेवण योग्य वेळेत:**
पचनशक्ती उत्तम असते

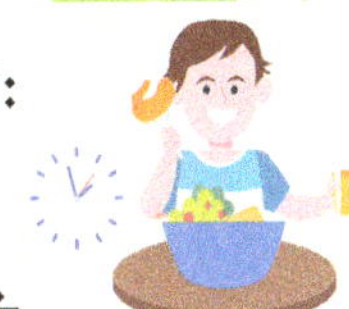

११. **लवकर आणि हलकं रात्रीचं जेवण :**
झोपेपूर्वी सहज पचणारे

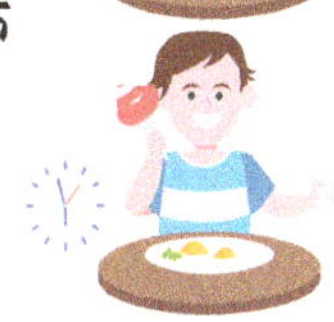

१२. **वेळेवर झोपणं :**
शक्यतो रात्री १० पूर्वी

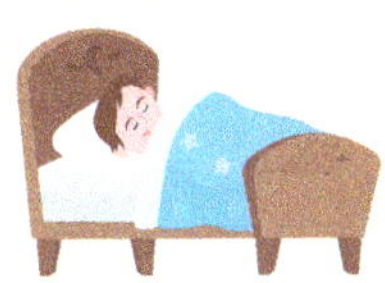

"पण आपण जर उशिरा झोपलो आणि वेळीअवेळी जेवलो तर काय?" मिरायाने विचारले. "मग शरीराची लय गडबडते," आबा म्हणाले. "अग्नी मंद होतो. शरीरात विषारी घटक साठायला लागतात आणि मन अस्वस्थ होतं."

ऋतुचर्या – ऋतूंशी सुसंगत आयुष्य

“जसं दिवसाला एक क्रम असतो,” आबा पुढे म्हणाले, “तसं संपूर्ण वर्षालाही एक क्रम असतो. आयुर्वेदात याला ऋतुचर्या म्हणतात- म्हणजे ऋतूनुसार दिनक्रम.”

प्रत्येक ऋतू शरीरातील दोषांवर वेगवेगळा परिणाम करतो. म्हणून आपण ऋतूनुसार आपलं अन्न, कपडे, व्यायाम आणि विश्रांती यामध्ये बदल करतो.

ऋतू	दोष
शिशिर (उन्हाळ्याआधीची थंडी)	कफ ⇑
वसंत (हिवाळ्यानंतरचा काळ)	कफ ⇓ , पित्त ⇑
ग्रीष्म (उन्हाळा)	पित्त ⇑
वर्षा (पावसाळा)	वात ⇑
शरद (शरद ऋतु)	पित्त ⇓ , वात ⇑
हेमंत (हिवाळ्याची सुरुवात)	वात ⇓ , कफ ⇑

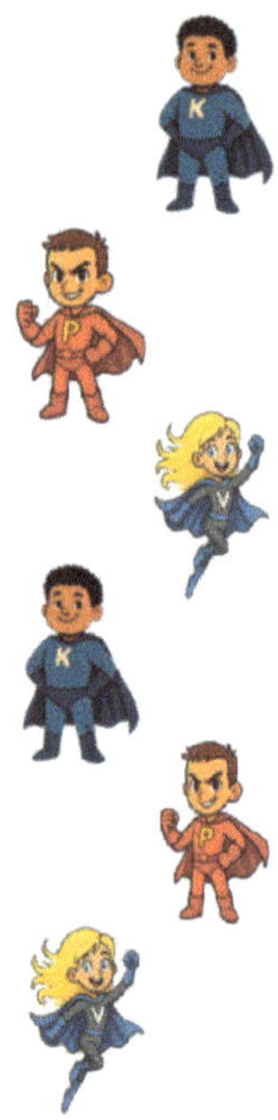

चित्रा म्हणाली , “म्हणजे फक्त काय खावं हे नाही, तर कधी आणि का हेही महत्त्वाचं ?”

“बरोबर,” आबा म्हणाले. “निसर्ग प्रत्येक ऋतूत शरीराची वेगळी तयारी करतो. आपल्याला फक्त त्याचं ऐकायचं आणि जुळवून घ्यायचं आहे.”

त्रिदोष आणि शरीराचे २४ तासांचे घड्याळ

“दोष फक्त ऋतूनुसार बदलत नाहीत,” आबा म्हणाले, “तर दिवसातही त्यांची लय असते हे समजून घेतल्याने आपला दिनक्रम अधिक चांगला ठरतो.”

वेळ	प्रमुख दोष	काय करावं
सकाळी ६ – १०	कफ 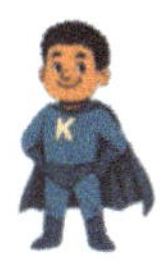	उठणं, हलका व्यायाम, न्याहारी
सकाळी १० – दुपारी २	पित्त 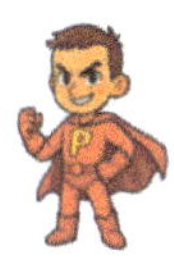	अभ्यास, काम, दुपारचं जेवण
दुपारी २ – संध्याकाळी ६	वात 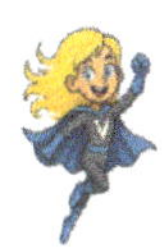	सर्जनशील काम, बाहेर खेळणं
संध्याकाळी ६ – रात्री १०	कफ 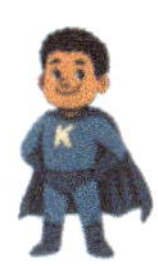	हलकं जेवण, शांत वेळ, झोपेची तयारी
रात्री १० – पहाटे २	पित्त 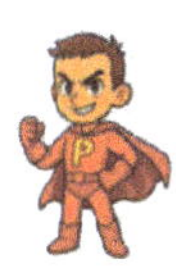	झोप, शरीर दुरुस्ती
पहाट २ – सकाळी ६	वात 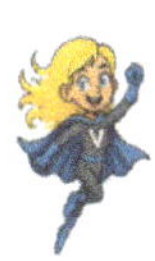	स्वप्नांची अनुभूती, मन सक्रिय होते, शरीर जागे होण्यासाठी सज्ज होते

“म्हणजे जर आपण उशिरा जेवलं किंवा खूप वेळ जागं राहिलो, तर आपण निसर्गाच्या लयीविरुद्ध जातो?” मिरायाने विचारले.

“हो,” आबा म्हणाले. “तेव्हाच शरीराची लय हरवते.”

संधिकाल– संक्रमणाचा काळ

आयुर्वेद संधिकालाबद्दल बोलतो. हा संधिकाल म्हणजे दिवसाच्या किंवा ऋतूंच्या बदलाची वेळ.

"हा काळ फार नाजूक असतो," आबा समजावून सांगतात. "जसं सूर्योदय आणि सूर्यास्त. किंवा उन्हाळा संपून पावसाळा सुरू होतो."

या काळात शरीर अधिक संवेदनशील असतं. म्हणून आयुर्वेद सुचवतो की :

- शांत आणि स्थिर राहावं
- जड जेवण किंवा तीव्र हालचाल टाळावी
- शरीराला हलके ताण देणारे किंवा श्वसनाचे व्यायाम करावेत
- ध्यान, प्रार्थना किंवा मनन करावं

"म्हणजे बदल फक्त बाहेर नाही, तर आपल्यातही होतात," मिराया म्हणाली.

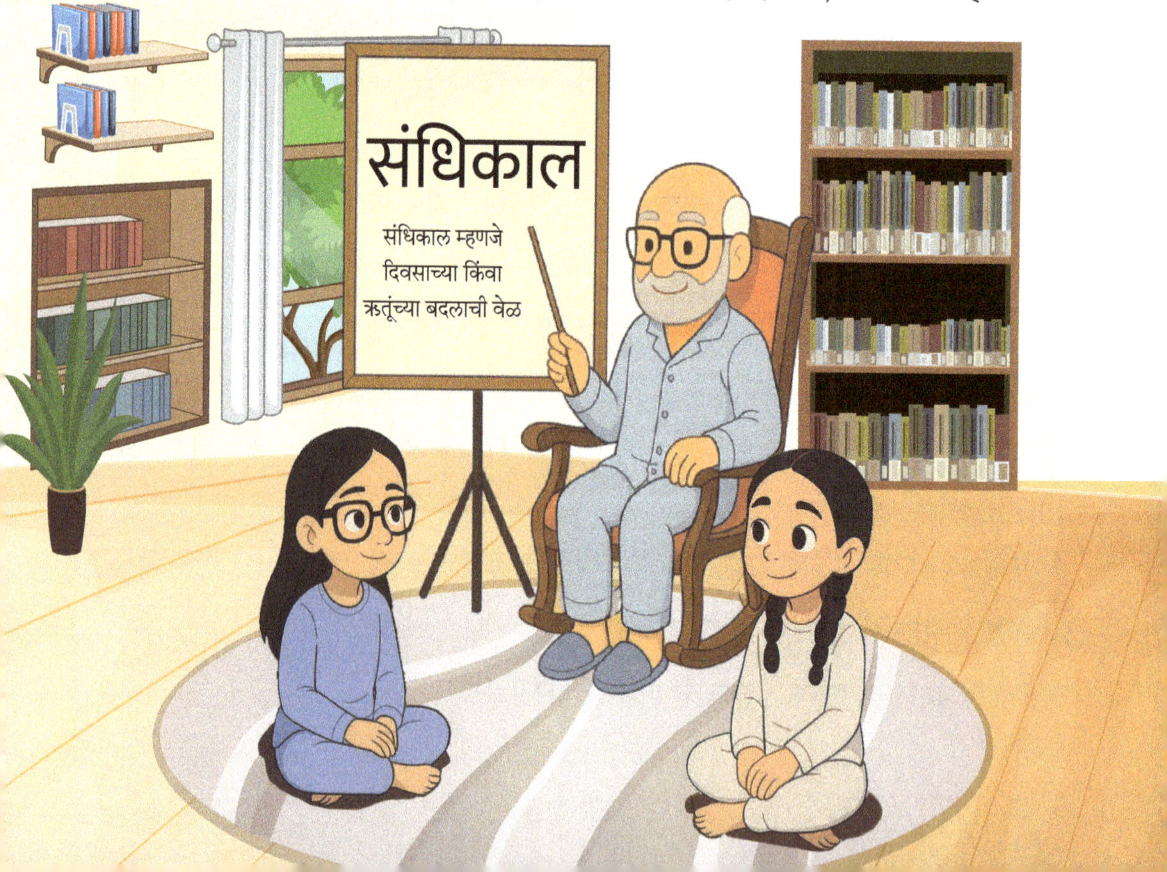

रोज आणि ऋतूनुसार संतुलन– का गरजेचं आहे?

“जेव्हा आपण आपली झोप, आहार, हालचाल आणि विचार निसर्गाच्या लयीनुसार ठेवतो. तेव्हा शरीराला सुरक्षित वाटतं. ते जेव्हा हवं तेव्हा काम करतं, जेव्हा हवं तेव्हा विश्रांती घेतं– आणि आजार येण्याआधीच बरं होतं,” आबा म्हणाले.

“आणि जेव्हा आपण मनाचं ऐकूनही चुकीचं वागतो– त्याला म्हणतात प्रज्ञापराध– त्याविषयी आपण नंतर बोलूया!”

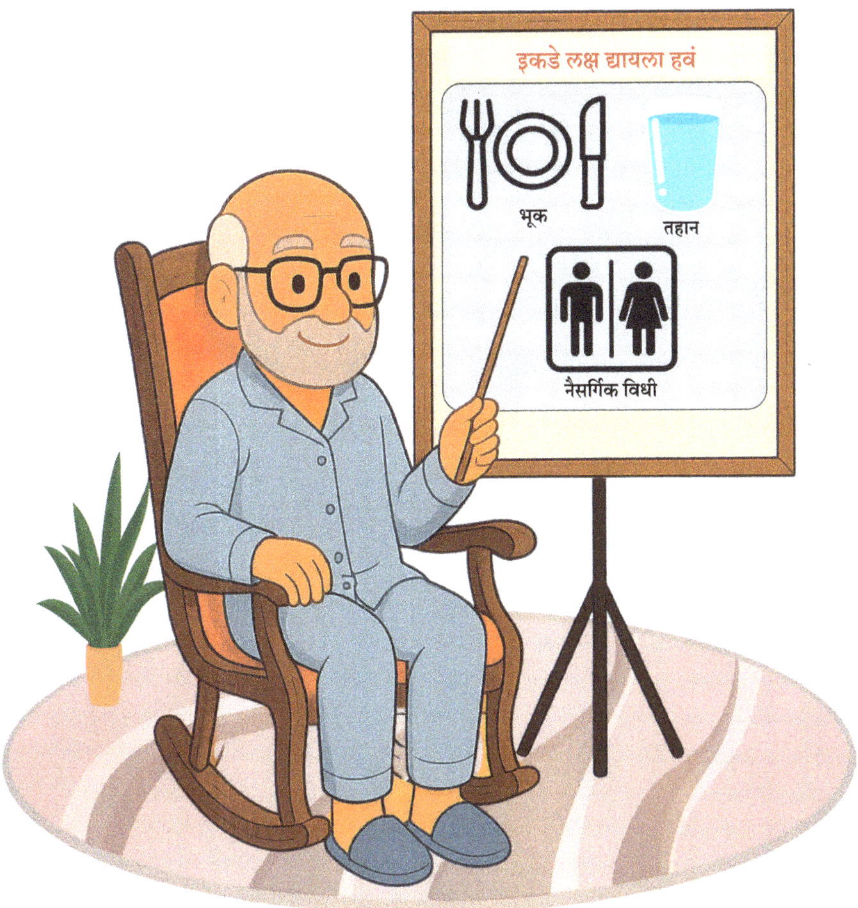

प्रश्न आणि विचारमंथन

स्वतःकडे पाहा आणि पुन्हा सुधारणा करा

१. तुमचे स्वतःचे दिनक्रम चक्र तयार करा. ते कसं सुधारता येईल, याचा विचार करा.

२. तुम्हाला आवडणारा ऋतू कोणता? त्या ऋतूत कोणता दोष वाढतो? तेव्हा तुम्हाला कसे वाटते?

३. चोवीस तासांपैकी कोणता काळ तुमच्यासाठी असंतुलित वाटतो? त्यात काय सुधारता येईल?

४. शाळेच्या सुट्टीत तुमच्या नेहमीच्या सवयी कशा बदलतात? तुम्हाला त्यातील कोणत्या चांगल्या सवयी टिकवायच्या आहेत?

५. लवकर उठण्यासाठी आणि शांत झोपेसाठी तुझी खास दिनचर्या तयार कर. त्यात काय काय असेल?

६. तुमचं शरीर एखादं वाद्य आहे असं समजा. तर त्याचा सूर आणि लय नीट राहायला काय करायला हवं?

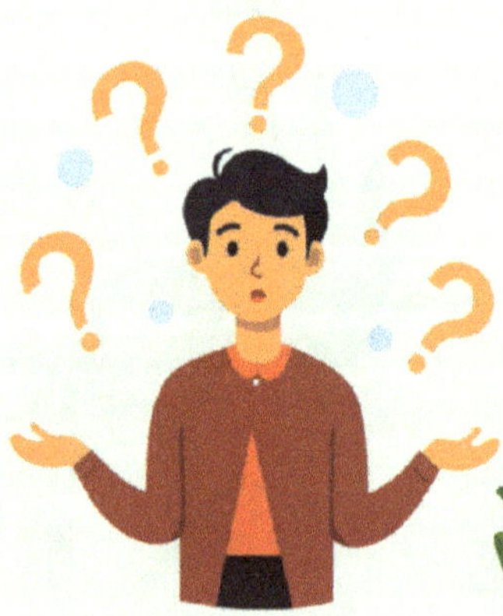

८. झोपेची ताकद

ताजेतवाने आणि ऊर्जावान होण्यासाठी

योग्य झोप का आवश्यक आहे आणि ती शरीरातील ऊर्जा कशी भरून काढते ?

रात्र झाली होती. घरात शांतता पसरली होती. स्वयंपाकघरातून वेलची आणि तुपाचा हलकासा सुगंध येत होता. मिराया मऊ सूती कपड्यांमध्ये होती. चित्रा केस विंचरत होती. आबा एक गरम दुधाचा कप घेऊन आले आणि खिडकीजवळ बसले.

"आबा," मिराया म्हणाली, "झोप पुरेशी घेणं का महत्त्वाचं आहे?"

"कारण झोप ही सर्वोत्तम औषध आहे," आबा म्हणाले. "शरीराला ताजेतवाने होण्यासाठी वेळ लागतो. आयुर्वेदात याला निद्रा म्हणतात. आहार, निद्रा आणि ब्रह्मचर्य हे जीवनाचे तीन आधारस्तंभ आहेत."

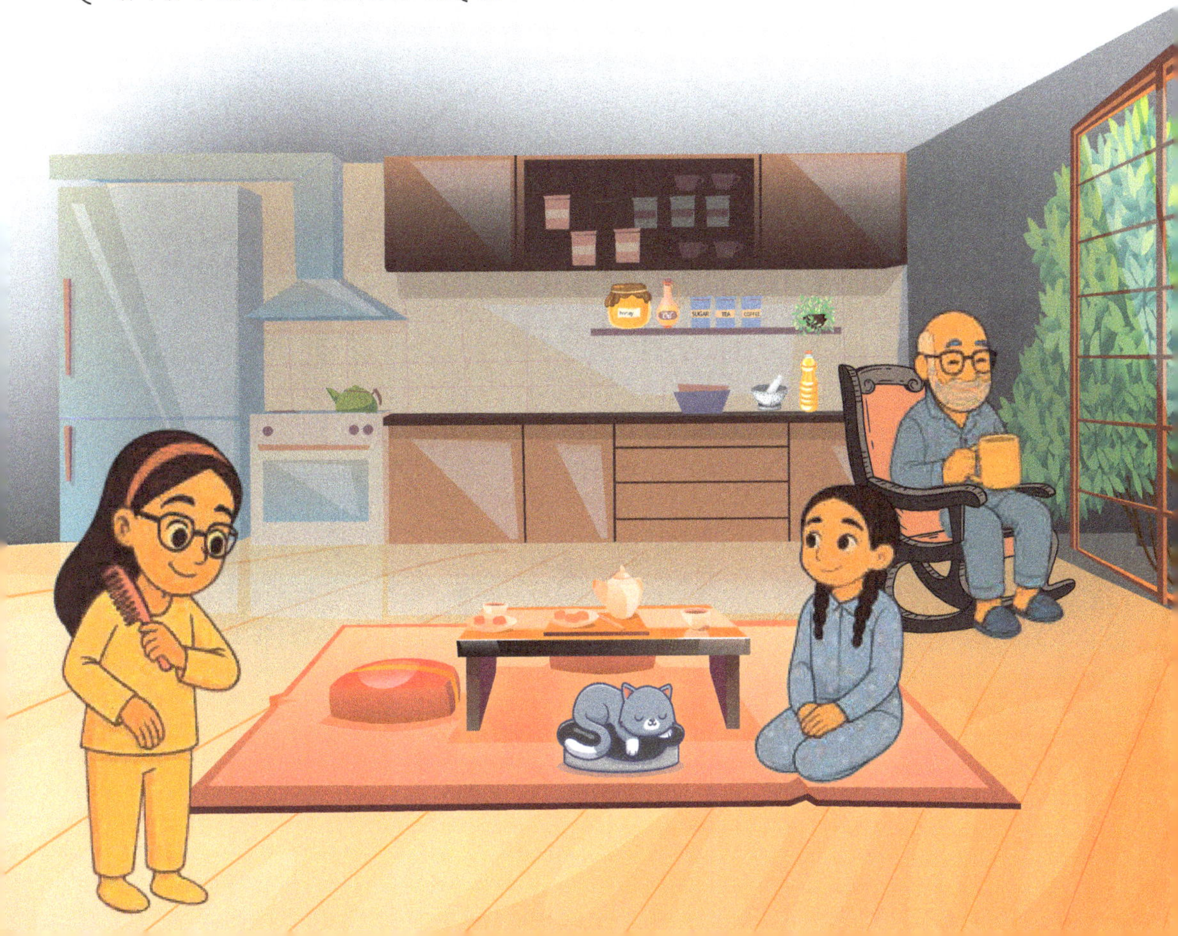

निद्रेचे महत्त्व आणि आयुष्याचे तीन आधारस्तंभ

आबा म्हणाले, "प्रामुख्याने तीन गोष्टींवर आरोग्य टिकतं असं आयुर्वेद मानतो. आहार, निद्रा आणि ब्रह्मचर्य."

१. आहार- जो शरीराला पोषण देतो.

२. निद्रा- शरीर आणि मनाला विश्रांती देते.

३. ब्रह्मचर्य– म्हणजेच आत्मजागरूकता आणि संयम, ज्याने समतोल निर्माण होतो.

जेव्हा आपण चांगली झोप घेतो, तेव्हा शरीर स्वतःची दुरुस्ती करते, अग्नी संतुलित होतो, मन शांत होते, स्नायू सैल होतात आणि दोष स्थिर होतात.

चित्रा म्हणाली, "याचाच अर्थ झोपणं म्हणजे फक्त विश्रांती नव्हे–तो उपचार आहे!"

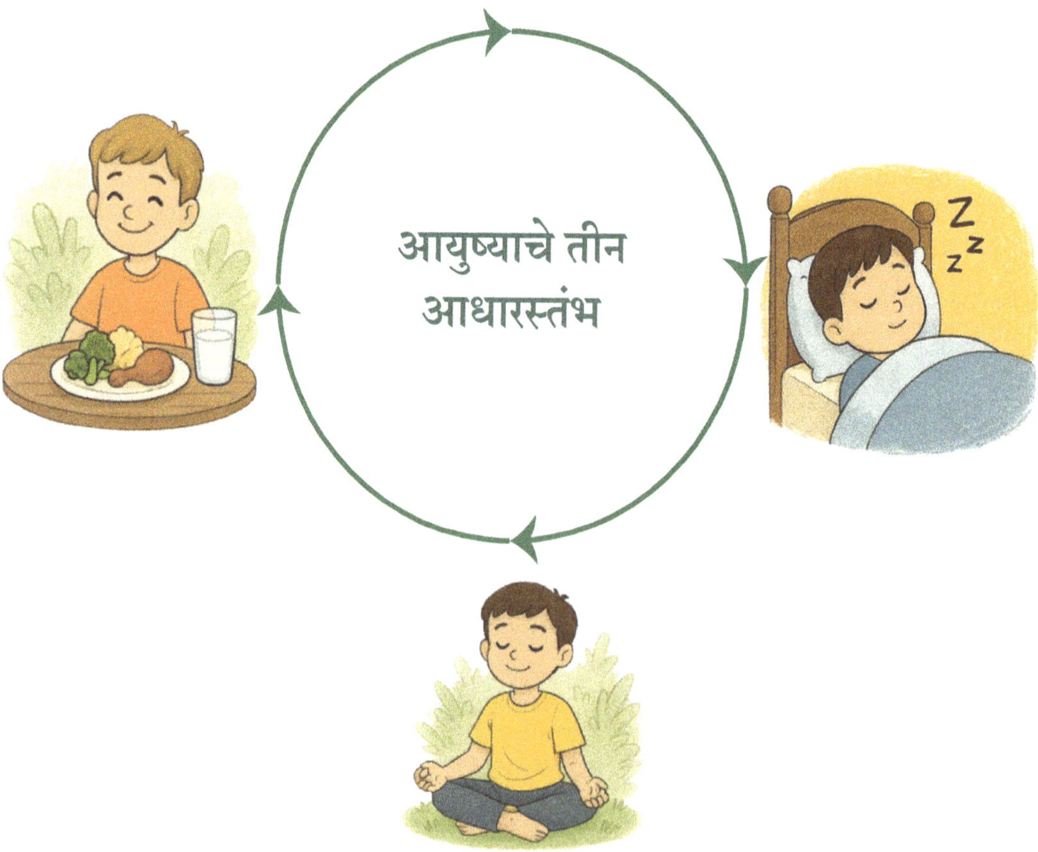

झोपेची योग्य वेळ

आबांनी शरीराच्या घड्याळाची आठवण करून दिली.

"संध्याकाळी ६ ते १० वाजेपर्यंत कफ वाढतो. तेव्हा शरीर नैसर्गिकरीत्या शांत होतं. जर आपण त्या वेळेत झोपलो, तर झोप सहज आणि गाढ लागते; पण जर आपण १० नंतर जागे राहिलो, तर पित्त वाढते- आणि मन पुन्हा सक्रिय होतं."

"म्हणूनच मला १० नंतर भूक लागते किंवा वाचावंसं वाटतं," मिराया म्हणाली.

"बरोबर," आबा हसले. "म्हणूनच १० वाजण्यापूर्वी झोपणं उत्तम असतं."

"आणि लक्षात ठेवा, सूर्य उगवण्यापूर्वी उठावं. माझे आबा म्हणायचे- 'लवकर झोपणं आणि लवकर उठणं आपल्याला निरोगी, संपन्न आणि बुद्धिमान बनवतं.'"

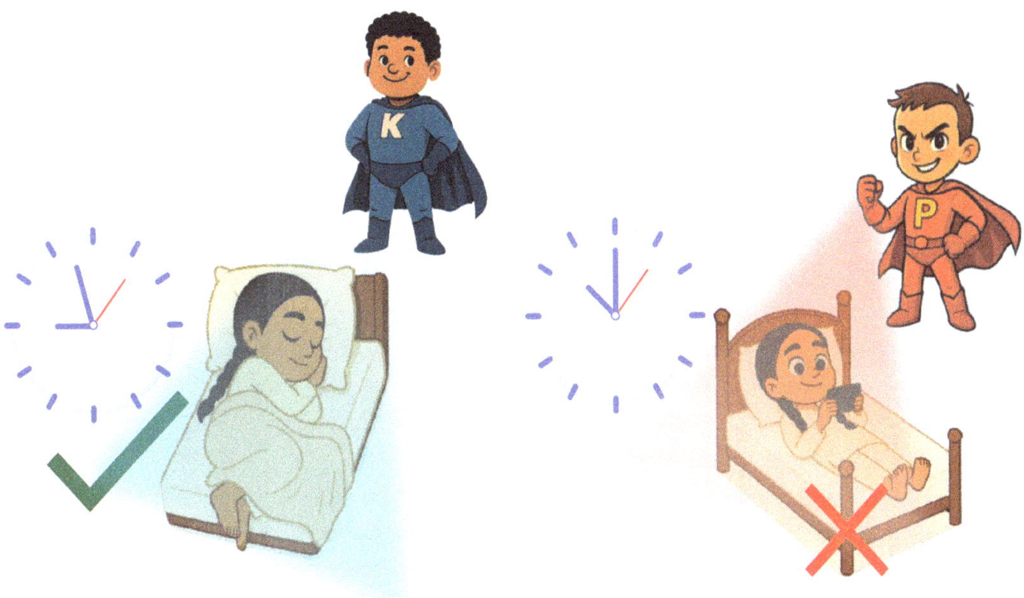

झोप आणि दोषाचं संतुलन

प्रत्येक दोष झोपेवर वेगवेगळ्या प्रकारे परिणाम करतो :

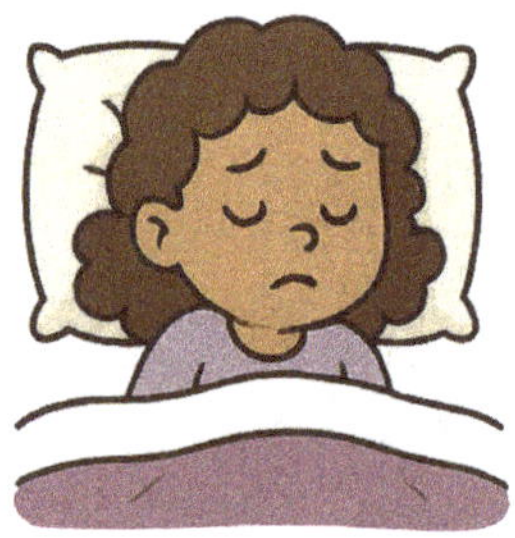

- **वात :**
  हलकी, तुटक झोप; जाग येते, चंचल वाटतं

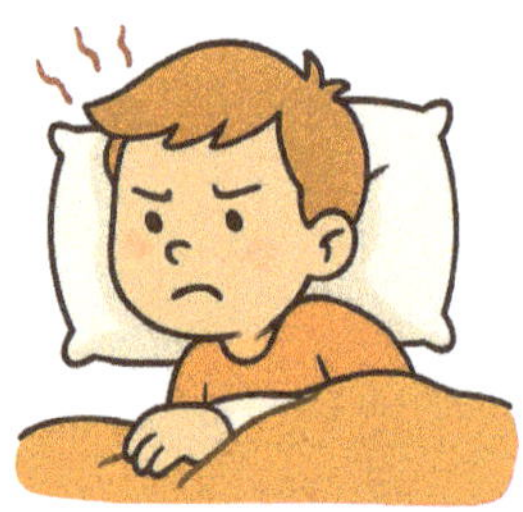

- **पित्त :**
  झोप कमी होते, शरीरात उष्णता जाणवते

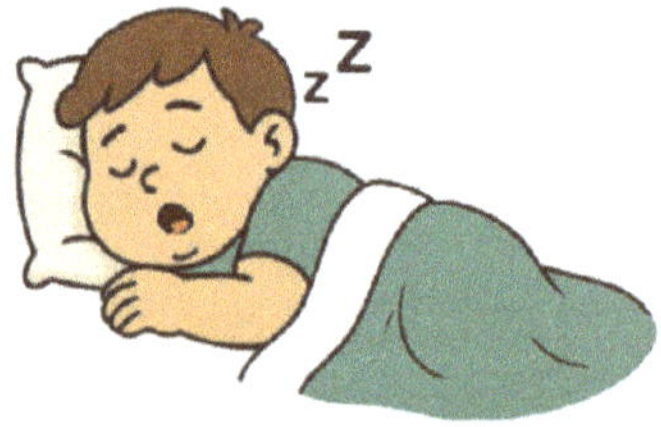

- **कफ :**
  गाढ झोप; पण जास्त झोप झाल्यास सुस्तपणा येतो.

"म्हणजे कमी झोप आणि जास्त झोप दोन्ही त्रासदायक असतात?" चित्राने विचारले.

"हो. आयुर्वेद सांगतो, की योग्य झोपेचं प्रमाण वय, प्रकृती, ऋतू आणि दिवसभराच्या कामावर अवलंबून असतं."

दुपारच्या विश्रांतीसाठी योग्य वेळ

मिराया आळस देत म्हणाली, "दुपारी थोडी झोप घेतली तरी चालते का?"

आबा म्हणाले, "उन्हाळ्यात किंवा खूप श्रमानंतर थोडी विश्रांती ठीक असते; पण रोज नाही. दिवसा जास्त झोप घेतल्यास कफ वाढतो आणि पचन मंदावते."

दुपारच्या विश्रांतीसाठी योग्य वेळ :

- शारीरिक श्रम किंवा प्रवासानंतर
- आजारातून बरे होत असताना
- उन्हाळ्यात, जेव्हा शरीर लवकर थकते

"पण एकूणच," ते म्हणाले, "सर्वोत्तम विश्रांती म्हणजे रात्रीची गाढ झोप- जेव्हा निसर्गही शांत असतो."

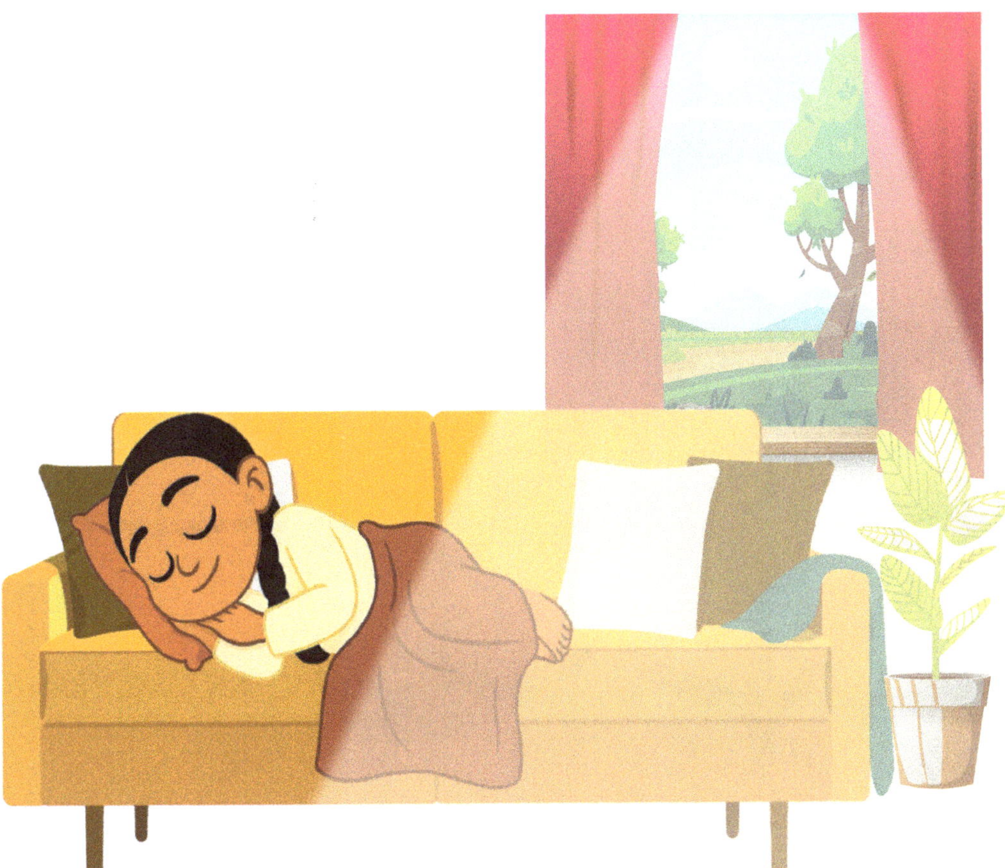

झोपेचे शत्रू– काय टाळावं?

"तुमच्या झोपेचा मोठा शत्रू कोण?" आबा विचारतात.

"जर मी रात्री खूप मोबाइल पाहिला, तर झोप लागत नाही," मिरायाने कबूल केलं.

चित्रा म्हणाली, "अथवा रात्री उशिरा खाल्लं, तर पोट जड वाटतं."

"अगदी बरोबर!" आबा म्हणाले. झोप बिघडवणाऱ्या गोष्टी:

- उशिरा झोपण्याच्या अगदी आधी जड जेवण
- रात्री स्क्रीनचा जास्त वापर किंवा तेजस्वी प्रकाश
- चिंता, उत्तेजक विचार, मोठा आवाज
- अनियमित झोपेची वेळ किंवा गोंधळलेली दिनचर्या

त्याऐवजी, शांत सवयी शरीर आणि मनाला विश्रांतीसाठी तयार करू शकतात.

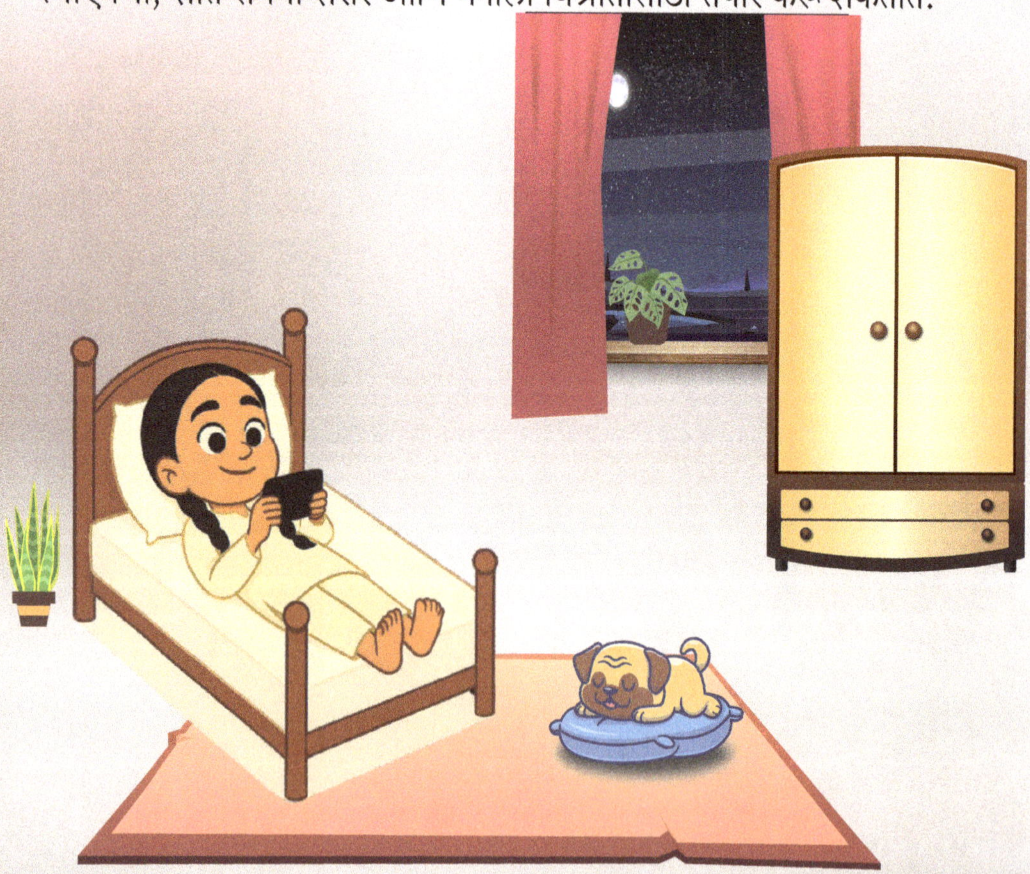

छान झोपेसाठी सोपे उपाय- आयुर्वेदाचा सल्ला

आबांनी काही सोपे उपाय सांगितले :

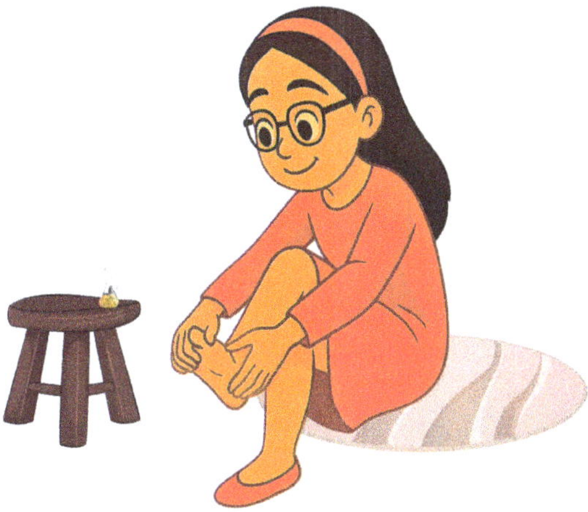

- गरम तिळाच्या तेलाने पायांची मालिश

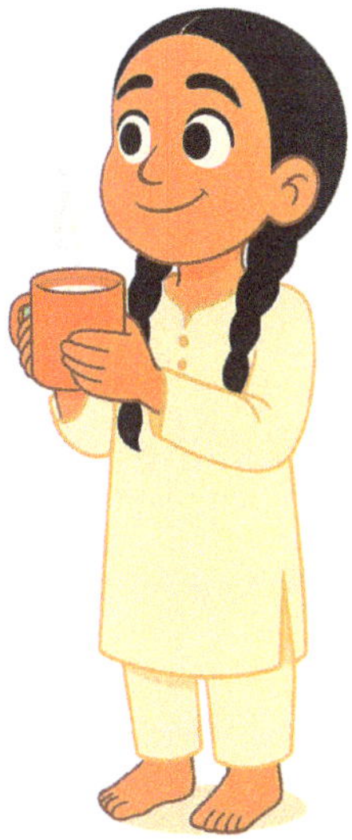

- वेलदोडा किंवा जायफळ घालून गरम दूध

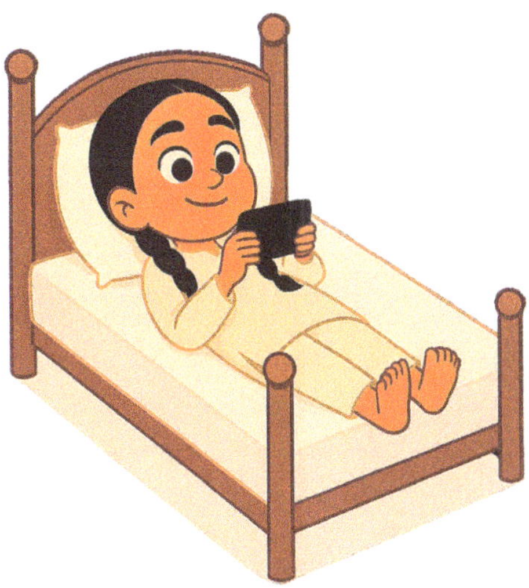

- संध्याकाळी मंद प्रकाश ठेवा

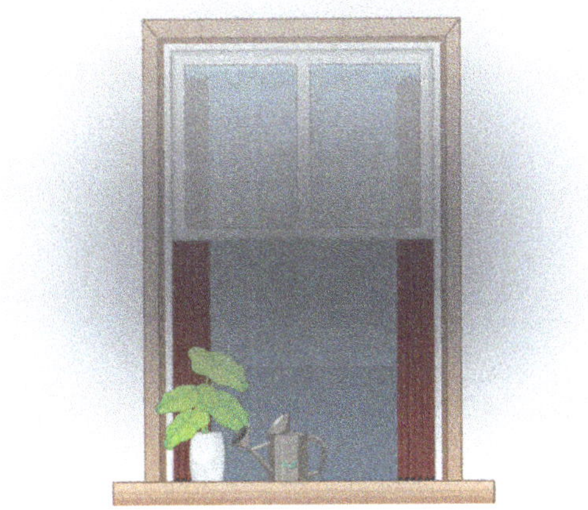

- सूर्यास्तानंतर स्क्रीन वापरणं टाळा

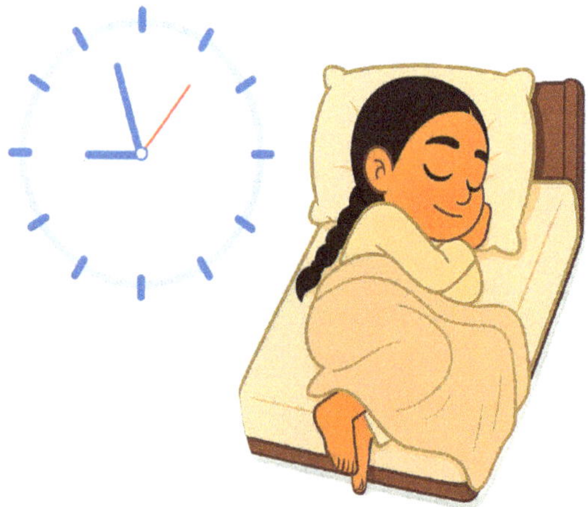

- रोज एकाच वेळी झोपायला जा

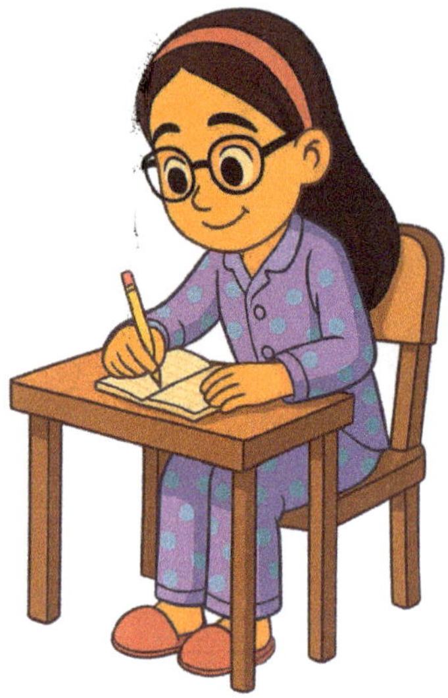

- दिवसभरातील एक चांगली गोष्ट लिहा किंवा शांत प्रार्थना करा

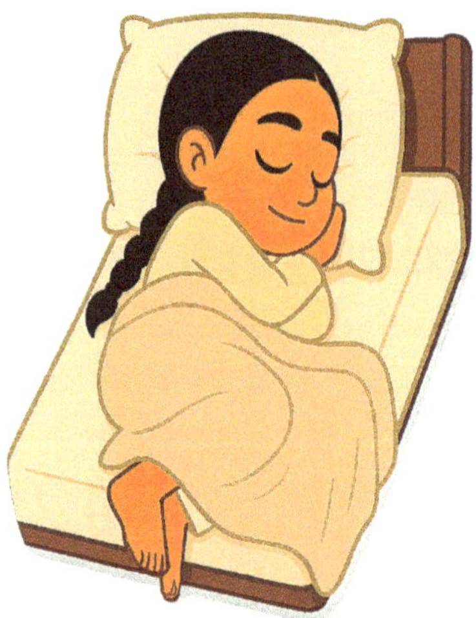

- डाव्या कुशीवर झोपा– पचनासाठी उपयुक्त

“पण स्वप्नांचं काय?” मिरायाने विचारले.

“स्वप्नं वात काळात येतात- पहाटेच्या आधी. ती आपले विचार आणि भावना दर्शवतात. जर मन शांत असेल, तर स्वप्नंही शांत असतात.”

प्रश्न आणि विचारमंथन

१. तुमचे झोपेचे आदर्श वेळापत्रक कसे असेल? झोप लवकर लागण्यासाठी तुम्ही काय कराल?

२. कधी अशी वेळ आली का, जेव्हा झोपेअभावी तुमचा दिवस कठीण गेला? आणि जेव्हा तुम्हाला चांगली झोप मिळाली, तेव्हा काय बदल जाणवला?

३. दिवसभरातील कोणत्या सवयीमुळे तुमच्या झोपेवर सर्वाधिक परिणाम होतो?

४. तुमच्या खोलीत शांत झोपेसाठी एक कोपरा तयार करा. त्यात काय ठेवाल किंवा काय काढून टाकाल?

५. जर तुमची झोप एक सुपरहिरो असती, तर तिच्याकडे कोणत्या शक्ती असत्या?

६. एखाद्या मित्राला किंवा कुटुंबातील व्यक्तीला झोपेची अडचण असेल, तर तुम्ही त्याला कशी मदत कराल?

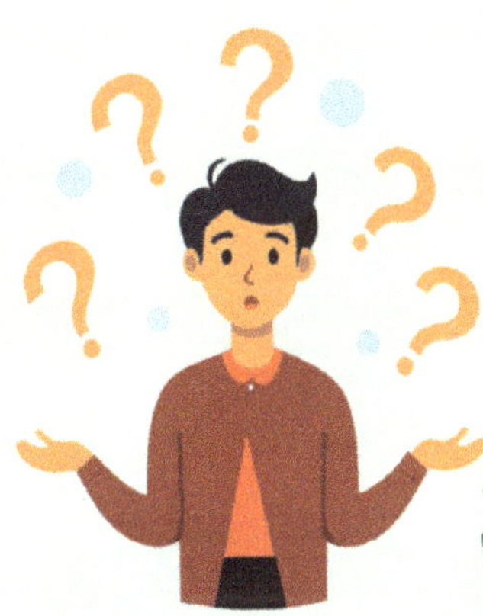

९. सुपरइम्युनिटी

बळकट आणि निरोगी राहा!

रोगप्रतिकारक शक्ती वाढवण्यासाठी आयुर्वेदिक उपाय आणि सवयी

शाळेचे मध्यसत्र चालू होते. चित्रा नुकतीच खेळाच्या स्पर्धेतून परतली होती. हवामान बदलल्यामुळे मिरायाला थोडाशी सर्दी झाली होती. आबांनी तिला गरम काढा दिला आणि हसत म्हणाले, "तुझं शरीर खूप मेहनत करतंय." "चला, आपण ओज वाढवायला मदत करूया."

"ओज म्हणजे काय?" मिरायाने विचारलं, माझं नाक अजूनही भरलेलं आहे.

आबांनी समजावलं, की ओज म्हणजे शरीराच्या आतली ताकद. ती फक्त स्नायूंची नाही, तर तुमची प्रतिकारशक्ती, ऊर्जा, तेज आणि रोगप्रतिकारक शक्ती आहे.

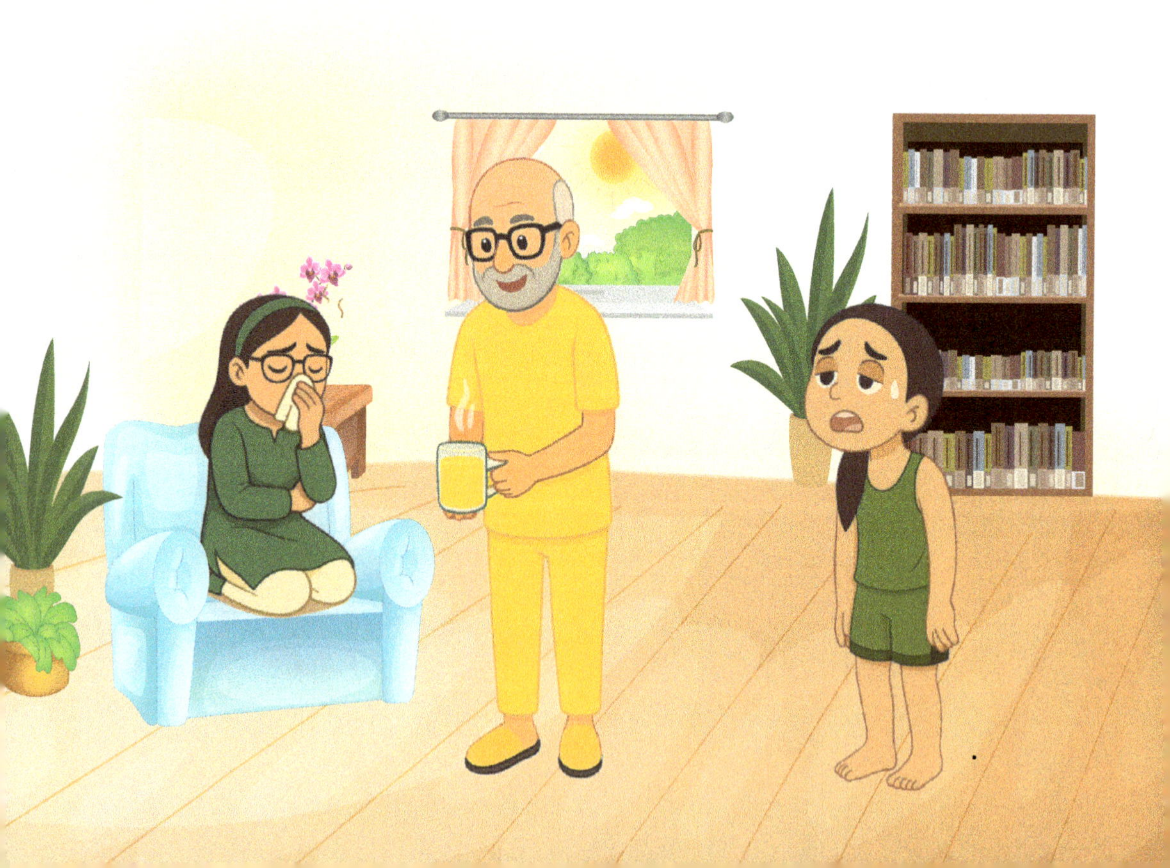

ओज हे चांगले पचन, संतुलित दोष, योग्य झोप, निरोगी धातू आणि शांत मनाचं सर्वांत शुद्ध रूप आहे.

"जेव्हा पचन चांगलं असतं, तेव्हा अन्नाची ऊर्जा बनते. ती ऊर्जा सातही धातूंना पोषण देते आणि शेवटी तयार होणारं सर्वांत शुद्ध रूप म्हणजे ओज ."

चित्रा म्हणाली, "म्हणजे हा एक प्रकारचा पौष्टिक रस आहे का?"

"बरोबर. ज्यांचं ओज मजबूत असतं, ते लवकर आजारी पडत नाहीत आणि आजारी पडलं तरी लवकर बरे होतात, शिवाय ते एका विलक्षण तेजाने झळकतात. ओज म्हणजेच तुमची प्रतिकारशक्ती." आबा म्हणाले.

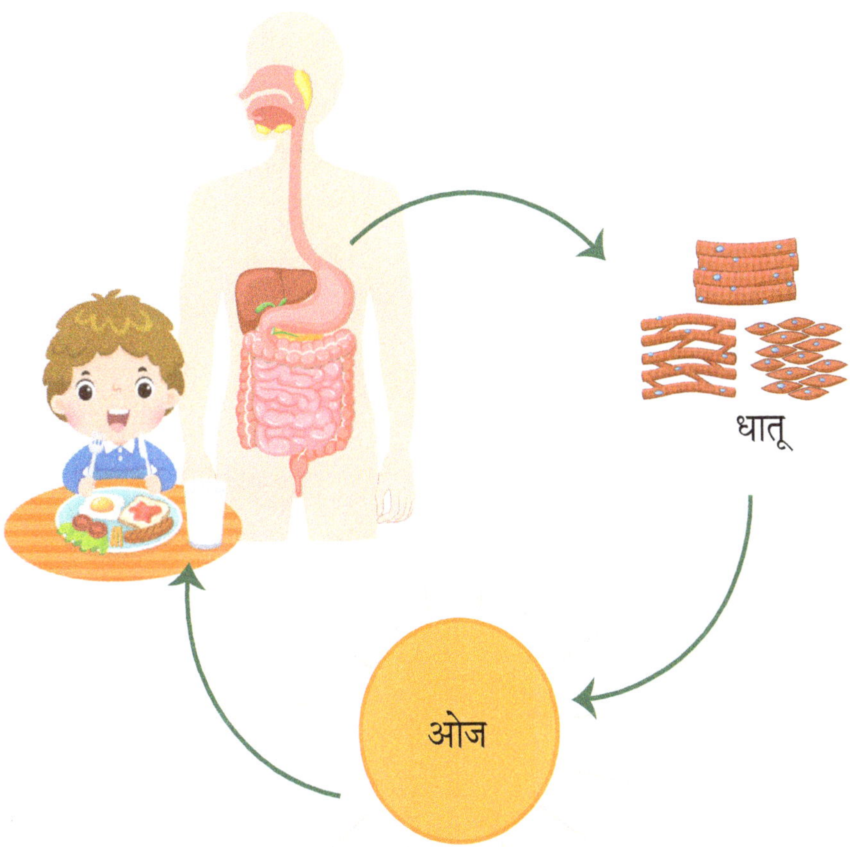

ओज कसा वाढवायचा?

ओज हा एक पदार्थ नाही, तर तो संतुलित जीवनशैलीतून तयार करावा लागतो.

आबांनी ओज वाढवण्यासाठी काही उपाय सांगितले :

- ताजं, गरम, पोषणदायक अन्न खा- जसं की खिचडी, तूप, सुका मेवा, दूध
- वेळेवर आणि शांत झोप घ्या
- प्रेम, प्रामाणिकपणा आणि मनाची शांतता
- मध्यम व्यायाम आणि योग करा
- नकारात्मक विचार, अति काम आणि प्रक्रिया केलेलं अन्न टाळा

"विचारही रोगप्रतिकाक्षमतेवर परिणाम करतात?" मिरायाने विचारले.

"हो. मन आणि शरीर यांचं नातं खूप खोल आहे. भीती आणि रागामुळे ओज कमी होते. कृतज्ञता आणि आनंद ओज वाढवते," आबा म्हणाले.

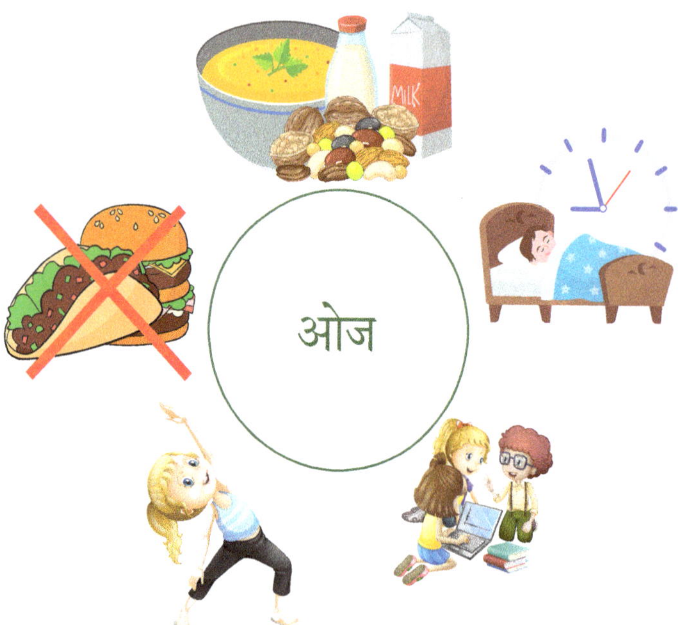

रसायन (शरीर आणि मनाचं पुनर्निर्माण)

आबांनी आणखी एक आयुर्वेदिक शब्द सांगितला– रसायन

"रसायन म्हणजे असे पदार्थ, अन्न किंवा कृती, ज्या शरीर, मन आणि बुद्धी सगळ्याचं पोषण करतं. त्या वृद्धत्वाला थोपवतात, स्मरणशक्ती वाढवतात, इंद्रियं तीक्ष्ण करतात आणि रोगप्रतिकार शक्ती वाढवतात," आबा म्हणाले.

नैसर्गिक रसायनांचे उदाहरण :

- **आवळा :** व्हिटॅमिन C ने भरलेला; सर्व दोष संतुलित करतो
- **गुडूची (गुळवेल) :** शरीर शुद्ध करते, थंडावा देते आणि बळकट करते
- **अश्वगंधा :** ताकद वाढवते आणि तणाव कमी करते
- **तूप :** मेंदू, डोळे आणि त्वचेला पोषण देते
- **च्यवनप्राश :** आवळा आणि अनेक औषधी वनस्पतींनी बनलेलं पारंपरिक आयुर्वेदिक रसायन
- **हळद किंवा खजूर घालून दूध :** ऊर्जादायी, मन शांत करणारे

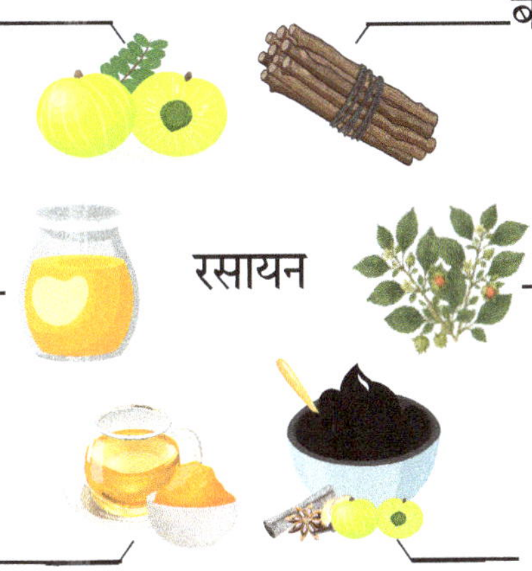

आचार रसायन! – म्हणजे चांगल्या सवयी आणि वागणं!

प्रेमाने बोलणं, खोटं न बोलणं, क्षमा करणं, वेळेवर झोपणं, दुसऱ्यांना दुखवू न देणं, आनंद आणि संयम राखणं.

चित्रा म्हणाली, "म्हणजे मिठी मारणे, प्रामाणिकपणा, शांतपणा ही औषधं आहेत?"

"हो! आयुर्वेद सांगतो, की चांगलं वागणं हे एक उपयोगी औषध आहे."

शरीराची शुद्धी– पंचकर्म

संध्याकाळची थंड हवा खिडकीतून वाहत होती. आबा म्हणाले :

"कधी कधी शरीरात खूप साठलेला कचरा अपायकारक असतो, जो नैसर्गिकरीत्या बाहेर पडत नाही. अशा वेळी आयुर्वेदात एक विशेष पद्धत आहे– शरीर शुद्ध करण्यासाठी."

"म्हणजे शरीराची डीप क्लीनिंग?" चित्रा म्हणाली.

"बरोबर," आबा म्हणाले. "याला पंचकर्म म्हणतात. म्हणजे पाच विशेष प्रक्रिया. या शरीरातील खोलवर साठलेले विषारी पदार्थ बाहेर टाकतात."

"हे आपण घरी करतो का?" मिरायाने प्रश्न विचारला.

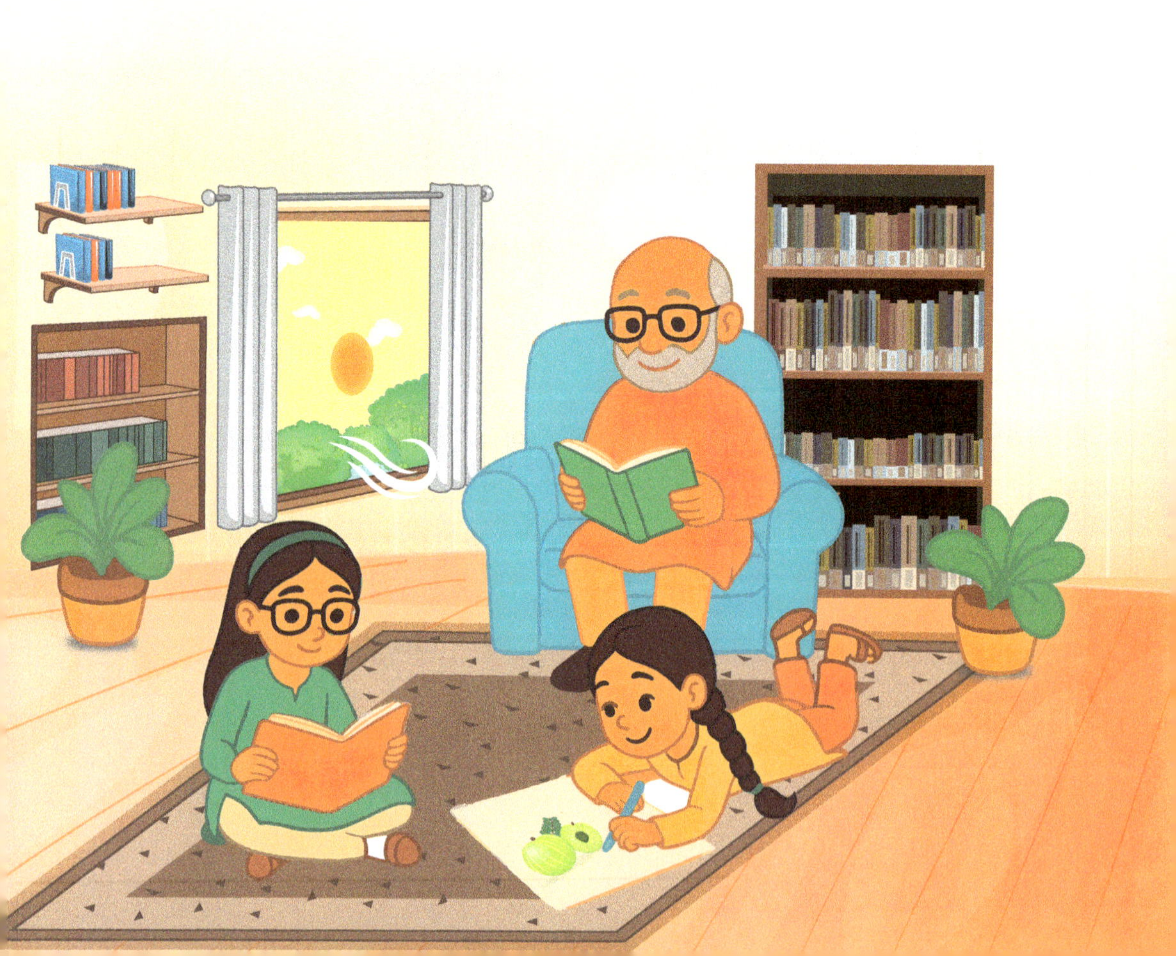

"नाही." आबा म्हणाले, "हे आयुर्वेदिक डॉक्टरांच्या देखरेखीखाली केलं जातं. ते तुमच्या दोष आणि प्रकृतीनुसार योग्य उपचार ठरवतात."

मिरायाने विचारलं, "उपचार लगेच सुरू करतात का?"

आबांनी हळूच मान हलवली. "नाही, आधी शरीराची तयारी करावी लागते. याला पूर्वकर्म म्हणतात– म्हणजे उपचारापूर्वीची कृती."

चित्रा उत्सुकतेने विचारते, "तयारीसाठी काय करायचे?"

"आपण स्नेहनाने सुरुवात करतो," आबा म्हणाले. "म्हणजे गरम तेलाने संपूर्ण शरीरावर मालिश केली जाते, जेणेकरून त्वचा मऊ होते आणि शरीर शुद्धीकरणासाठी तयार होतं. कधी कधी थोडं तूप पोटातही घेतलं जातं. हे तेल शरीरात साठलेले चिकट विषारी पदार्थ सैल करतं- जसं साबण मळ सैल करतो."

मिरायाने गरम तेल त्वचेत शोषलं जातंय, अशी कल्पना केली. "आणि मग?"

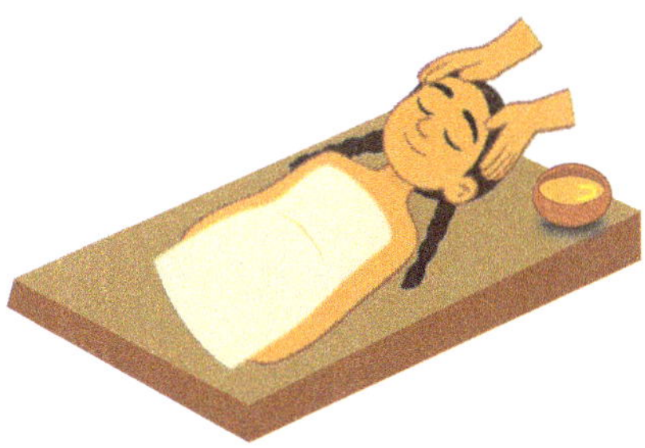

"मग स्वेदन करतात," आबांनी पुढे सांगितले. "म्हणजे गरम वाफ किंवा औषधी पोटली शरीरात उष्णता निर्माण करतात. त्याने विषारी पदार्थ पोटाकडे हलवले जातात, जे सहज बाहेर पडू शकतात."

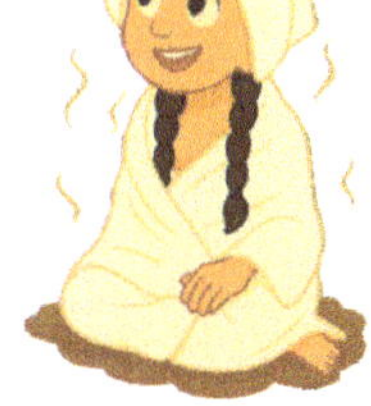

चित्रा विचारपूर्वक मान हलवते. "म्हणजे पूर्वकर्म म्हणजे मोठ्या साफसफाईसाठीची तयारी."

"बरोबर," आबा हसले. "तयारी चांगली असेल, तर शुद्धीकरण सुरळीत आणि सुरक्षित होतं."

पंचकर्म– पाच मुख्य शुद्धी उपाय

१. **वमन :** औषधाने उलटी करून शरीरातील विषारी पदार्थ बाहेर टाकले जातात.

२. **विरेचन :** सौम्य रेचक औषधाने आतड्यांची सफाई केली जाते.

३. **बस्ती :** गुदमार्गातून औषधी एनिमा देऊन आतड्यांची सफाई केली जाते व याने धातूंना पोषण मिळते.

४. **नस्य :** नाकात औषधी तेल किंवा औषध टाकून शिरोभाग स्वच्छ केला जातो.

५. **रक्तमोक्षण :** अशुद्ध रक्त बाहेर काढण्याची दुर्मीळ प्रक्रिया.

"हे जरा अवघड वाटत आहे," चित्रा म्हणाली.

"हो, हे कठीण आहे, पण नीट केलं तर सुरक्षित असतं," आबा म्हणाले. "पंचकर्म सगळ्यांसाठी उपयुक्त आहे. जसं एखादी खोली खूप धुळीने भरलेली असेल, तर आपण

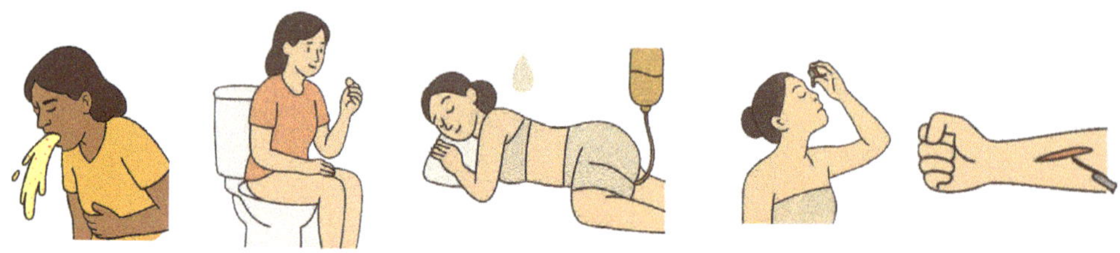

फक्त झाडू मारत नाही- आपण खोलवर साफसफाई करतो. हे मशीनच्या सर्व्हिसिंगसारखं आहे, जे वेळोवेळी करावं लागतं. ऋतूनुसारही करता येतं, निरोगी राहण्यासाठी. पंचकर्म म्हणजे शरीराची खोलवर सफाई; पण हे नेहमी वैद्यकीय सल्ल्याने आणि तज्ज्ञांच्या देखरेखीखालीच करावं."

"आणि त्यानंतर शरीर हलकं आणि आनंदी वाटतं का?" मिरायाने विचारले.

"हो," आबा म्हणाले. "पंचकर्मामुळे पचन सुधारतं, दोष संतुलित होतात आणि प्रतिकारशक्ती वाढते; पण पंचकर्म फक्त गरज असेल तेव्हाच- आणि नेहमी तज्ज्ञांच्या मार्गदर्शनाखाली करावे."

प्रतिबंध– उपचारापेक्षा चांगला

आबांनी आयुर्वेदातील एक महत्त्वाच्या तत्त्वाची आठवण करून दिली.

निदान परिवर्जनम्- म्हणजे रोग होण्याचे कारण टाळा.

याचा अर्थ :

- जेवणाआधी हात धुवा
- थकल्यावर विश्रांती घ्या
- हिवाळ्यात थंड अन्न किंवा अति खाणं टाळा
- हवामानानुसार कपडे घाला
- जेवण चुकवू नका
- नियमित दिनचर्या पाळा

आयुर्वेद उपचारापेक्षा प्रतिबंधावर अधिक भर देतो.

"म्हणजे समस्या येण्याआधीच ती टाळणं," मिराया म्हणाली.

"बरोबर," आबा म्हणाले. "जंतू येण्याआधीच मजबूत प्रतिकारशक्ती तयार करायची असते व ती जंतूंना निष्प्रभ करते."

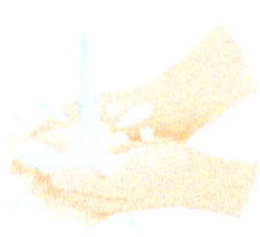

जेवणाआधी हात धुवा

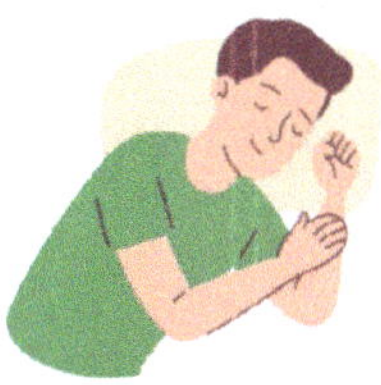

थकल्यावर विश्रांती घ्या

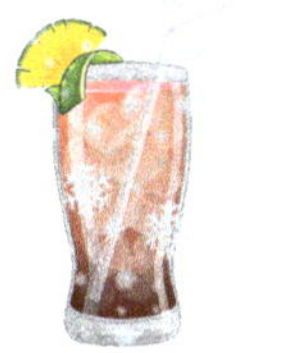

हिवाळ्यात थंड अन्न खाणं टाळा

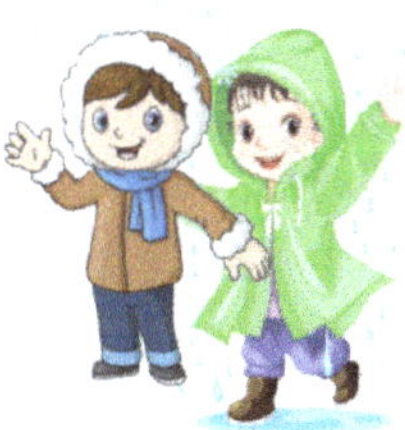

हवामानानुसार कपडे घाला

जेवण चुकवू नका

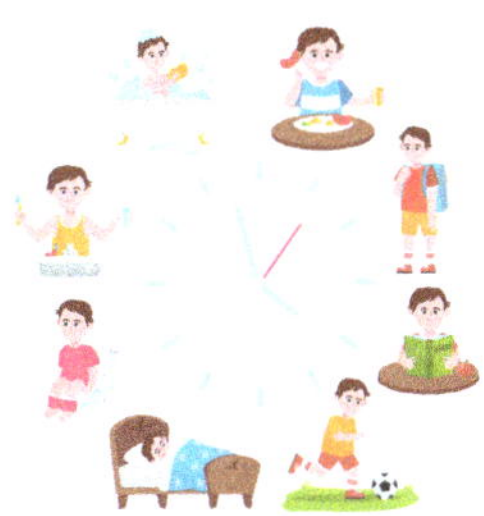

नियमित दिनचर्या पाळा

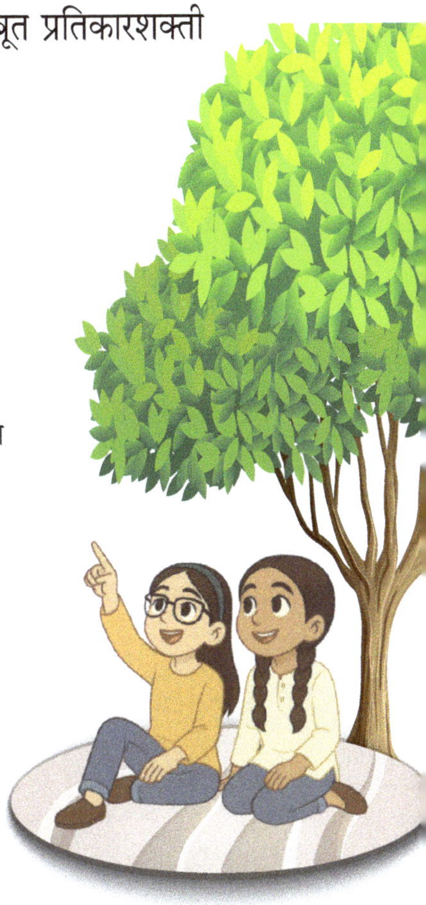

प्रश्न आणि विचारमंथन

एका रक्षकासारखा विचार करा

१. कोणत्या गोष्टी तुम्हाला एकाच वेळी बळकट, ऊर्जावान आणि शांत वाटायला लावतात?

२. कोणत्या सवयी तुमचं ओज हळूहळू कमी करत असतील हे तुम्हांला कळतही नसेल?

३. जर तुम्हाला 'सुपर ओज शेक' तयार करायचा असेल, तर त्यात काय काय घालाल?

४. एखादं रसायन जे अन्न नाही तरी ते तितकंच महत्त्वाचं का आहे?

५. जर तुम्ही तुमच्या शरीरासाठी एक संरक्षण कवच तयार करीत असाल, तर ते कशाचं बनवलेलं असेल?

६. आजच्या दिवसात प्रतिकारशक्ती वाढवण्यासाठी तुम्ही कोणत्या पाच गोष्टी करू शकता?

७. पंचकर्माचं महत्त्व काय आहे? तुम्हाला ते करून पाहायला आवडेल का? कोणत्या कारणासाठी?

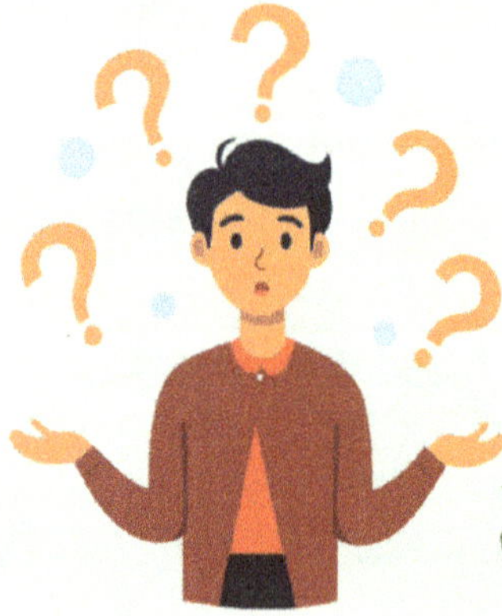

१०. सर्वांसाठी आयुर्वेद

कुटुंब, मित्र आणि तुम्ही!

आयुर्वेद फक्त तुमच्यासाठी नाही– तो संपूर्ण कुटुंबासाठी आहे!

घरात उत्साह भरलेला होता. आबा आपली चादर घडी करीत होते, मिराया आणि चित्रा न्याहारीसाठी टेबल लावत होत्या आणि वेलदोडा व तुपाचा सुगंध हवेत दरवळत होता.

"आबा," चित्रा म्हणाली, "आम्ही खूप काही शिकलो; पण आयुर्वेद फक्त आमच्यासारख्या मुलांसाठी आहे का?"

आबा हसले. "आयुर्वेद म्हणजे फक्त औषध नव्हे. ही एक जीवनशैली आहे. आयुर्वेद सगळ्यांसाठी आहे. लहान मुले, आईवडील, आजी–आजोबा, अगदी प्राण्यांसाठीही. आयुर्वेद हा वय किंवा आजारावर अवलंबून नाही. आयुर्वेद दररोज साध्या सवयींमधून समतोल साधण्याबद्दल आहे."

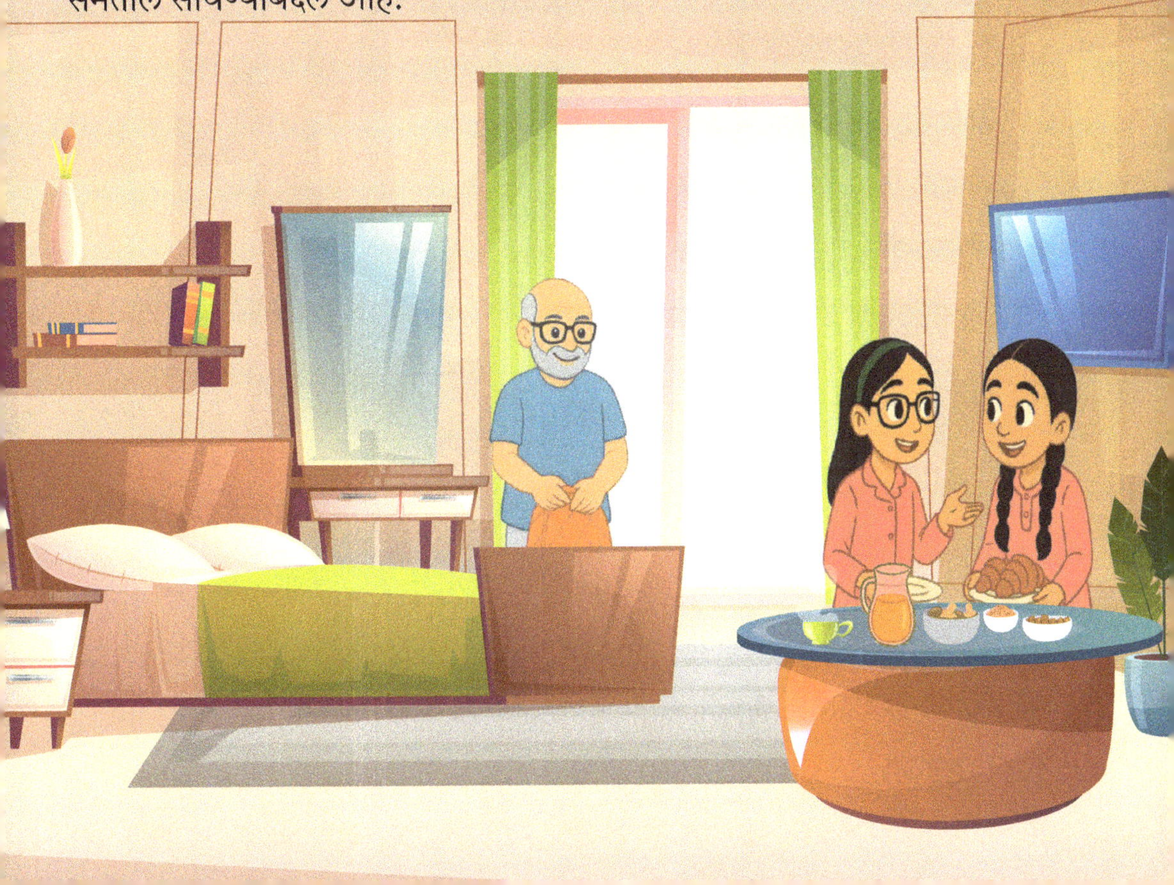

संपूर्ण कुटुंबासाठी आरोग्य

आयुर्वेद म्हणजे एकट्याचं आरोग्य नव्हे- तो एकत्र जगण्याचा मार्ग आहे. घरातून सुरू होतो आणि समाजात फुलतो.

- जेव्हा बाळांना सौम्य तेलाने मालिश केली जाते आणि ते वेळेवर झोपतात, तेव्हा त्यांचं शरीर सुदृढपणे वाढते.

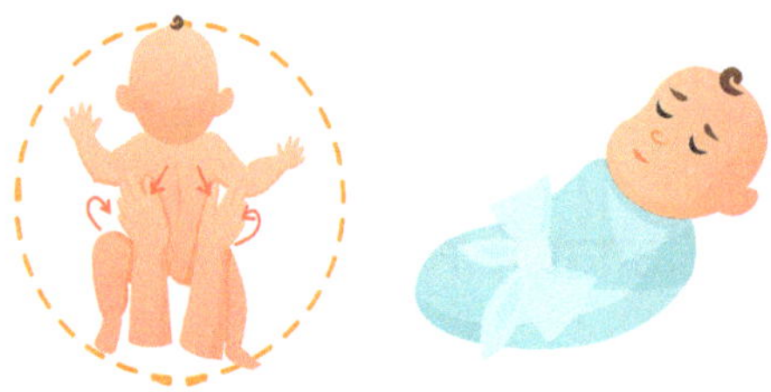

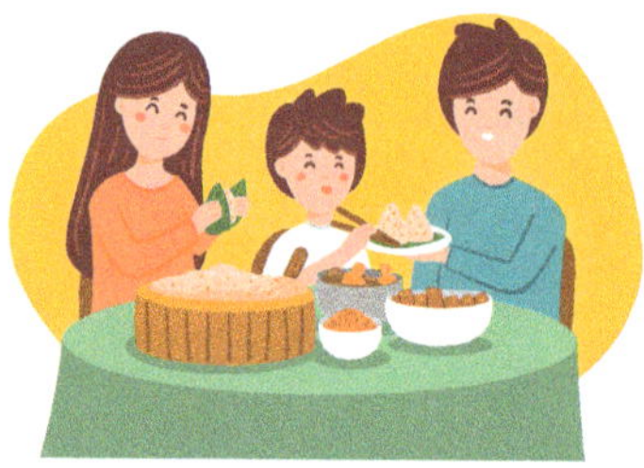

- जेव्हा पालक वेळेवर खातात, दीर्घ श्वसन करतात आणि थोडी विश्रांती घेतात, तेव्हा ते समतोल राहतात.

- जेव्हा आजी-आजोबा हळूहळू व्यायाम करतात, गरम अन्न खातात आणि त्यांचं ऐकून घेतलं जातं, तेव्हा ते शांत आणि आनंदी दिसतात.

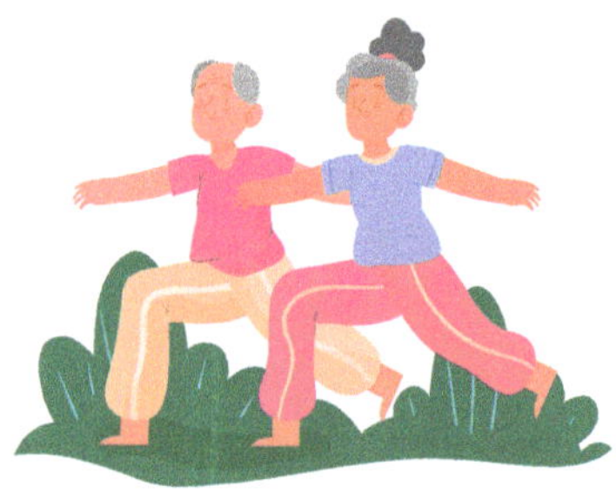

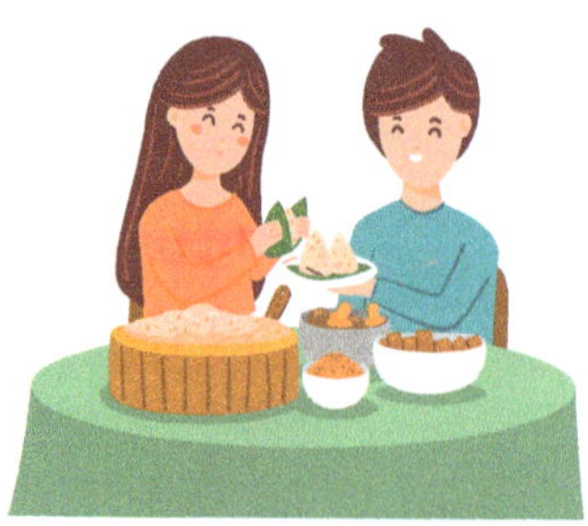

- जेव्हा कुटुंब एकत्र जेवते, फिरते आणि विश्रांती घेते, तेव्हा हे सगळे एकमेकांच्या आरोग्याला आधार देतात.

"म्हणजे आयुर्वेद फक्त एकट्यासाठी नाही- तो इतरांसोबत जगायची गोष्ट आहे." मिराया म्हणाली.

आचार रसायन–
म्हणजे चांगल्या सवयी आणि वागणं!

"आता तुम्हाला अजून एक खास रसायन सांगतो– आचार रसायन." आबा म्हणाले.

"यात औषधी नसतात– पण चांगल्या सवयी असतात!"

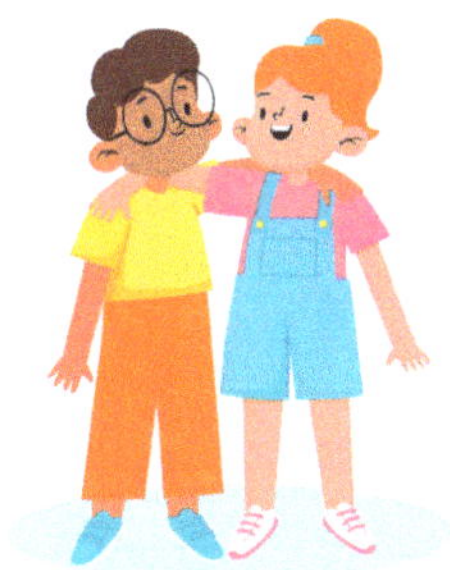

- प्रेमाने बोलणं
- प्रामाणिक राहणं

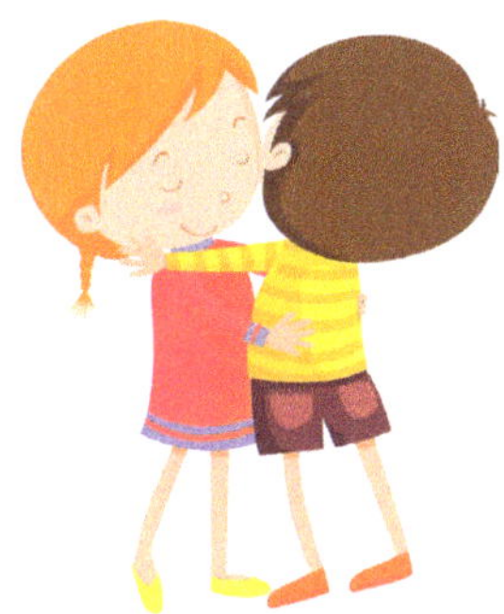

- क्षमा करणं

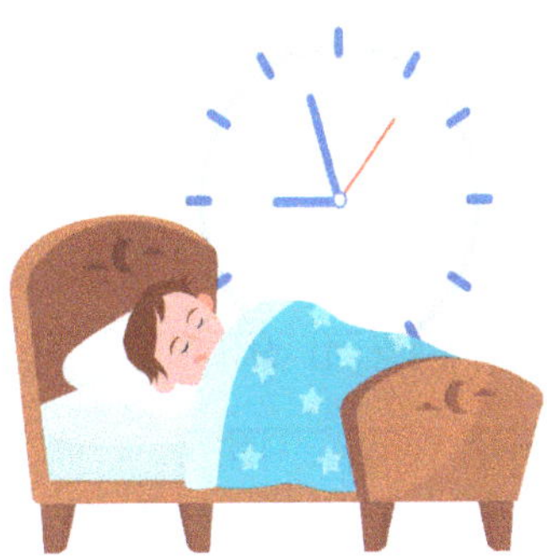

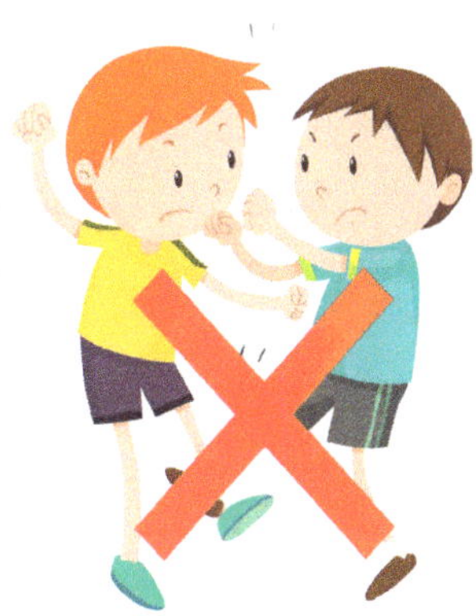

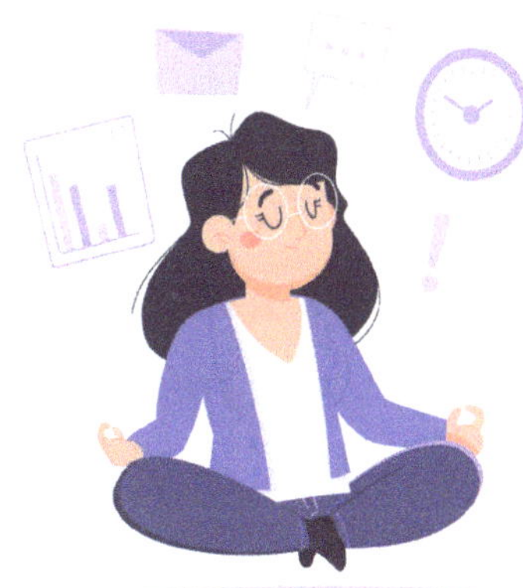

- वेळेवर झोपणं
- इतरांना दुखवू न देणं
- शांत मन ठेवणं

चित्रा म्हणाली, "म्हणजे नीट वागणं हे शरीरासाठी औषध होऊ शकतं?"

"अगदी!" आबा म्हणाले.

"जसं औषधी वनस्पती शरीर पोसतात, तसं नीट वागणं ओज वाढवतं!"

सद्वृत्त– चांगलं जगणं

आयुर्वेद सद्वृत्त याचा उल्लेख करतो- नीट, सजग आणि प्रेमळपणे जगणं. यात खालील गोष्टींचा समावेश आहे :

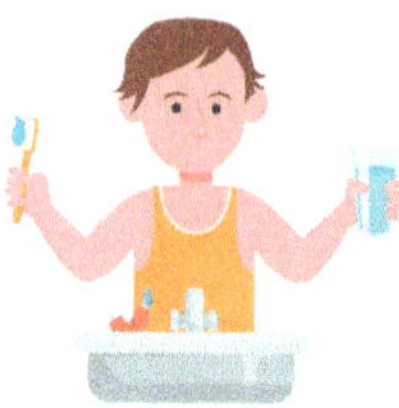

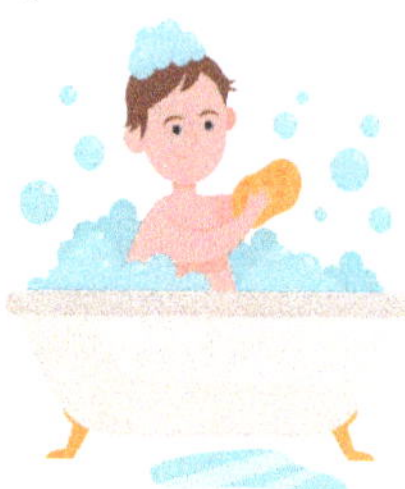

- रोजची स्वच्छता

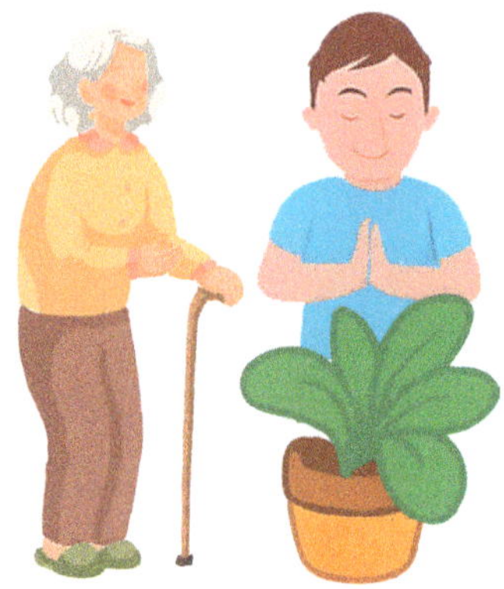

- निसर्ग आणि वृद्धांबद्दल आदर

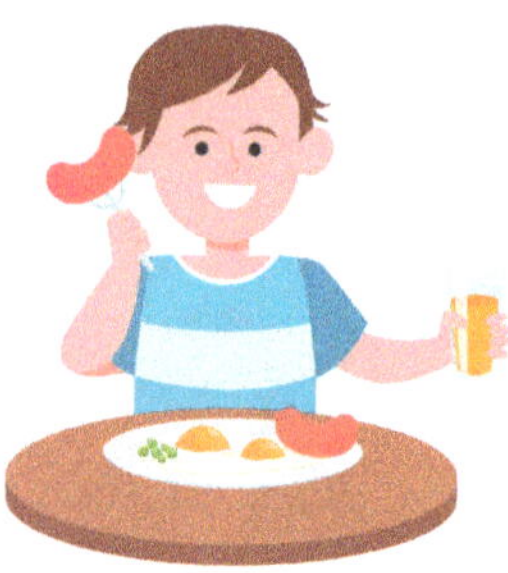

- नीट आहार घेणं

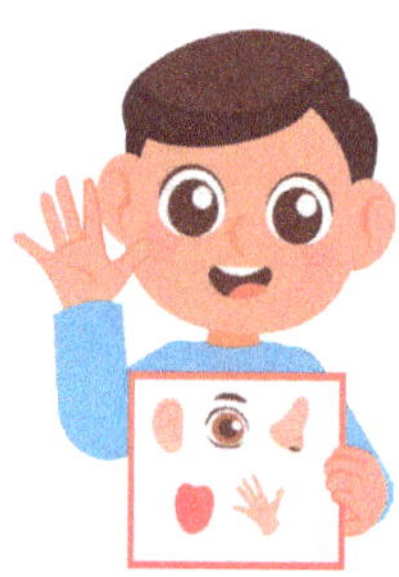

- इंद्रियांचा संयम

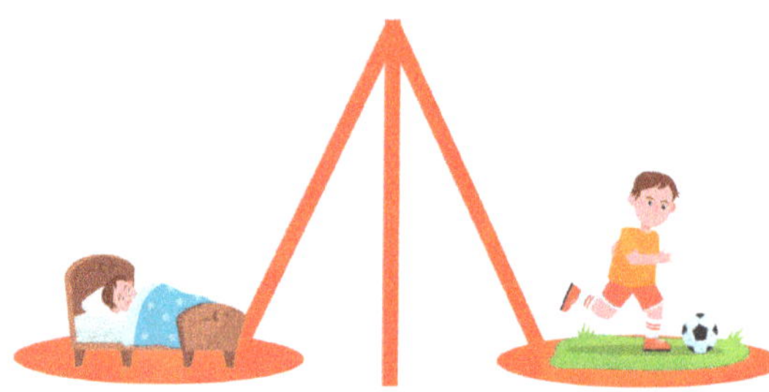

- योग्य विश्रांती आणि दैनंदिन क्रिया यांचा समतोल

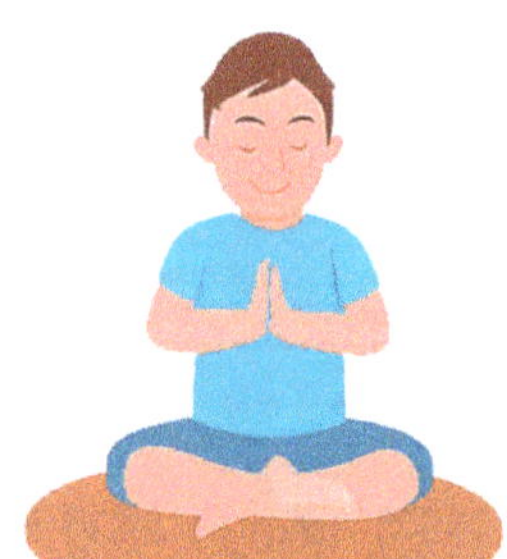

- रोज कृतज्ञता व्यक्त करणं

मिरायाने विचारलं, “म्हणजे मी दात घासते आणि आजीला मदत करते– तेसुद्धा आयुर्वेद आहे?”

“हो, अगदी खरं!” आबा म्हणाले. “आयुर्वेद म्हणजे फक्त जंगलातलं ज्ञान नव्हे- तो तुमच्या स्वयंपाकघरात, अंगणात, आणि मनात आहे!”

प्रज्ञापराध

अशा गप्पा चालू असताना आबा विचारमग्न झाले.

"आयुर्वेद अजून एक गोष्ट शिकवतो," ते म्हणाले. तो म्हणजे "प्रज्ञापराध! जेव्हा आपल्याला माहिती असतं तरीपण आपण चुकतो म्हणजे प्रज्ञापराध."

"जसं आपण पोट भरलेले असतानाही जंक फूड खातो?" मिरायाने विचारले.

"किंवा झोप येत असतानाही उशिरापर्यंत जागे राहतो?" चित्रा बोलली.

"बरोबर," आबा म्हणाले, "जेव्हा आपण शरीर किंवा मन काय सांगतंय याकडे दुर्लक्ष करतो, तेव्हा आपली समज आणि वागणं यांचं नातं तुटतं."

प्रज्ञापराध कधी होतो?

- जेव्हा आपण माहिती असूनही अपायकारक अन्न खातो

- जेव्हा आपण खूप चॉकलेट, तिखट-तेलकट चिप्स, बर्गर खातो

- जेव्हा आपण इंद्रियांचा अतिवापर करतो- खूप स्क्रीन टाइम, आवाज, लक्ष विचलित करणारी गोष्ट

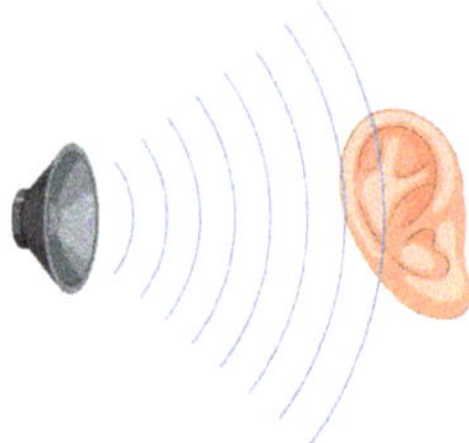

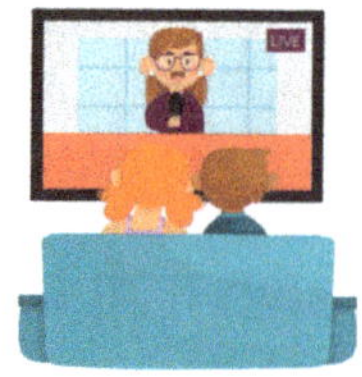

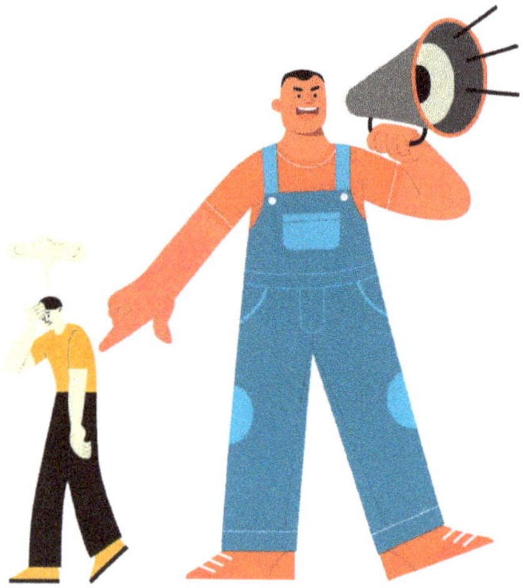

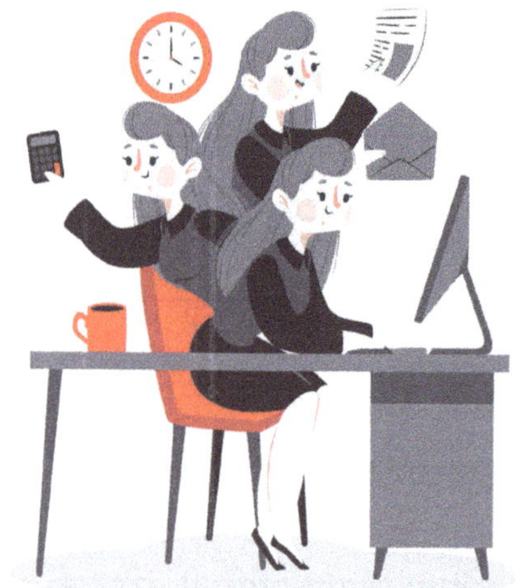

- जेव्हा आपण रागात बोलतो किंवा वागतो

- जेव्हा आपण विश्रांती घ्यायची विसरतो किंवा स्वतःला दमवतो

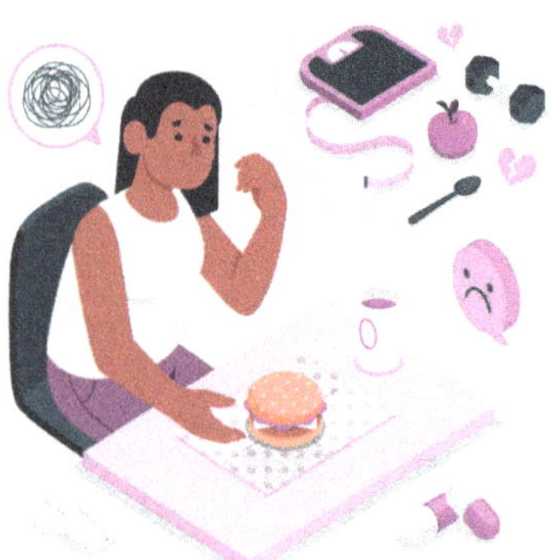

- जेव्हा आपण अशा सवयी निवडतो, ज्या आपली ताकद कमी करतात

आयुर्वेद आपल्याला सांगतो- लक्ष द्या, थांबा आणि शहाणपणाने निवडा.

"म्हणजे आतून येणारा सौम्य इशारा," चित्रा म्हणाली.

"हो," आबा म्हणाले.

"पण चांगली गोष्ट म्हणजे– आपण नेहमी नव्याने सुरुवात करू शकतो!"

निसर्गाशी सुसंगत जीवन

जेव्हा आपण निसर्गाच्या चक्रांनुसार जगतो, तेव्हा आपल्याला अधिक स्थिरता वाटते. आयुर्वेद खालील गोष्टीला प्रोत्साहन देतो :

- ऋतूनुसार आणि स्थानिक अन्न खावे
- अन्नाचा आदर करावा आणि जेवणापूर्वी निसर्गाचे आभार मानावे
- सूर्याबरोबर जागे व्हावे
- निसर्गात वेळ घालवावा
- पक्ष्यांचा आवाज ऐकावा, झाडांना स्पर्श करावा
- रात्री चंद्राला न्याहाळत मोकळा श्वास घ्यावा.
- एक तरी वनस्पती किंवा झाड लावा आणि त्याची काळजी घ्या.

"मी माझ्या गुडूचीच्या झाडाला नाव दिलंय." मिराया हसत म्हणाली.

"आणि माझं झाड माझ्याशी बोलतं." चित्रा म्हणाली.

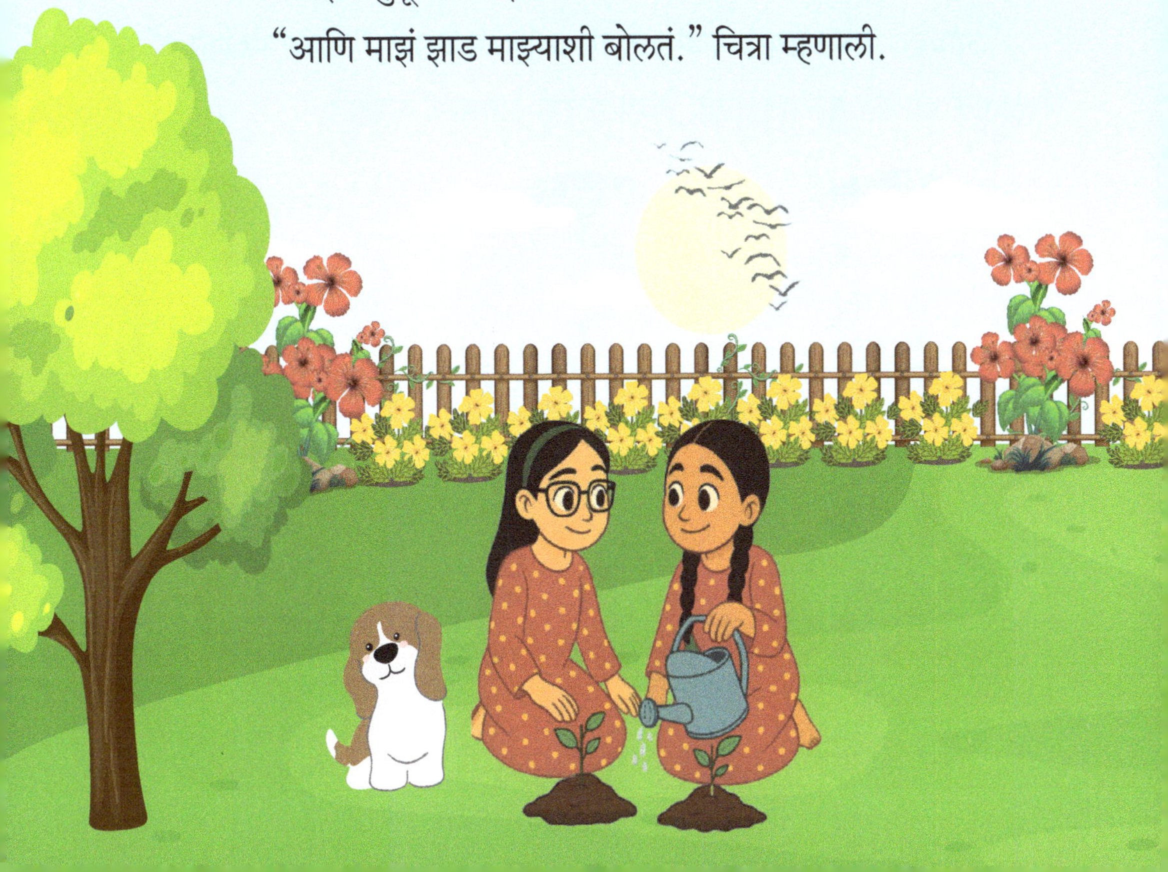

कुटुंबातील समतोल

आबांनी सगळ्यांसाठी गरम पाणी ओतलं आणि खोलीत सगळीकडे पाहिलं.

“दररोज केलेल्या छोट्या छोट्या कृती कुटुंबाला निरोगी ठेवतात- फक्त शरीरात नाही, तर मनात आणि हृदयातही.”

- एकत्र जेवण
- जेवणानंतर एकत्र चालणे
- योग किंवा प्रार्थना एकत्र करणे
- न बोलताच मदत करणे
- हसणे आणि आनंदी राहणे
- गरज असेल तेव्हा शांत राहणे

या सवयीही आयुर्वेदिक औषधांइतक्याच महत्त्वाच्या आहेत.

“आयुर्वेद फक्त ग्रंथात नाही– तो माणसांमधून जगतो.” आबा म्हणाले. “आणि जेव्हा एक व्यक्ती सुरुवात करते, तेव्हा इतरही अनुसरण करतात.”

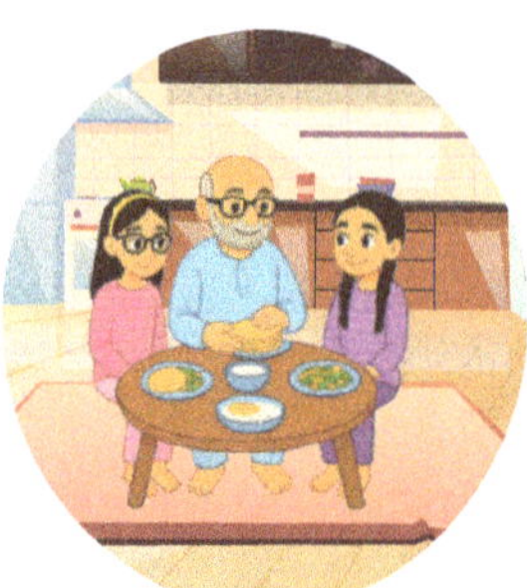
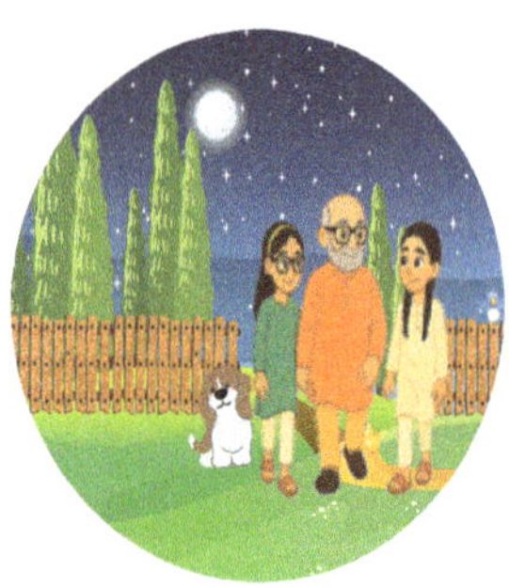
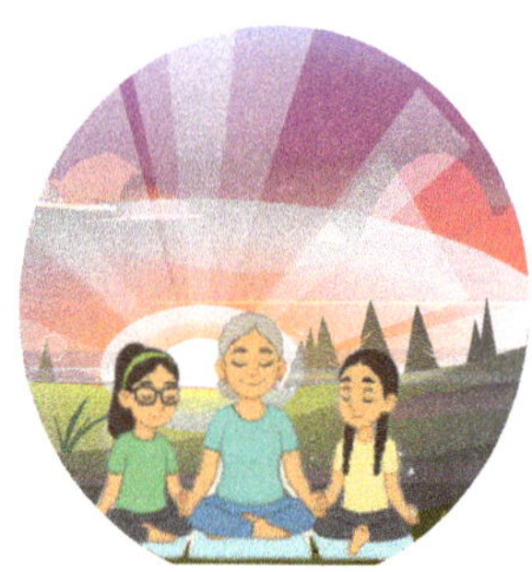
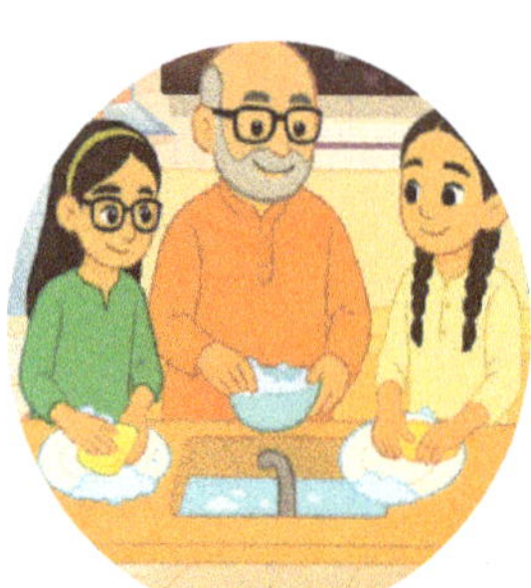
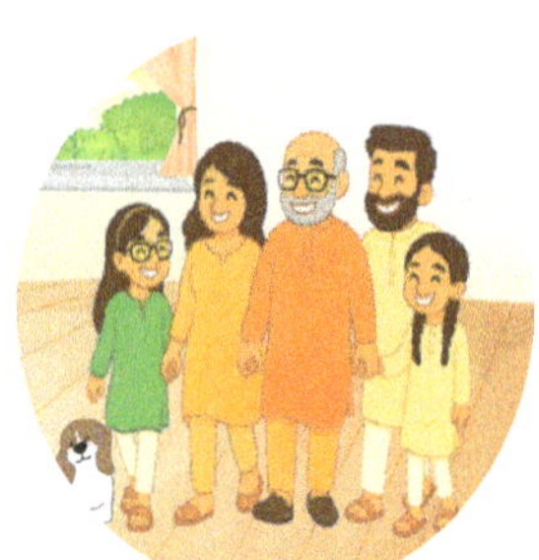
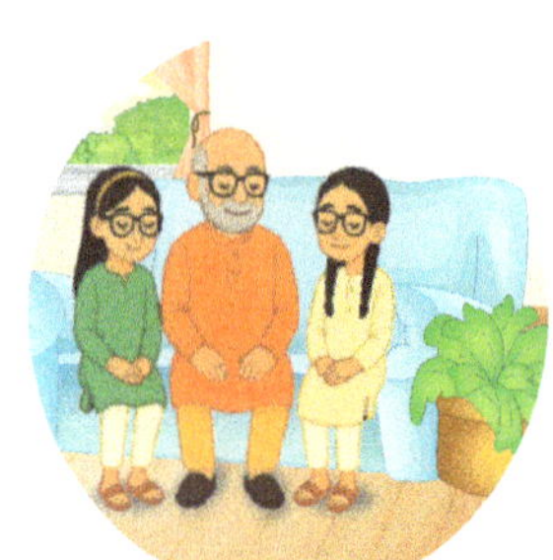

प्रश्न आणि विचारमंथन

तुमच्या कुटुंबासोबत आयुर्वेद वाढवा

१. तुमच्या घरात एक निरोगी दिवस कसा असतो? तो संतुलित का वाटतो?

२. तुमचं कुटुंब आयुर्वेदाचे कोणते तीन नियम आधीपासूनच पाळतं?

३. तुमच्या घरात कोणाला अधिक विश्रांती किंवा आनंदाची गरज आहे? तुम्ही त्याला काय देऊ शकता?

४. आचार रसायन एखाद्या मित्राला कसं समजावून द्याल, जो नेहमी जिंकायचाच प्रयत्न करतो?

५. ओज वाढवणाऱ्या पाच सवयींची यादी तयार करा. दररोज एक सवय वापरून पाहा.

६. 'आयुर्वेद आठवडा' आपल्या कुटुंबात करायचा असेल– तर प्रत्येक दिवसाचं एक लक्ष्य काय असेल?

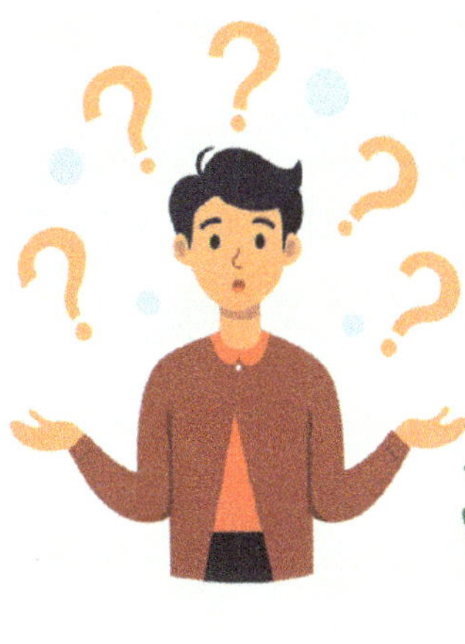

सारांश

हा प्रवास सुरूच राहील...

ही गोष्ट एका प्रश्नाने सुरू झाली. नाश्त्याच्या टेबलवर, चालताना किंवा बागेत तुळशीची पानं तोडताना विचारलेला एक छोटासा, कुतूहलपूर्ण प्रश्न- 'आयुर्वेद म्हणजे काय?'

आम्ही पुस्तक लिहिण्याचा विचार केला नव्हता.

फक्त बोलत गेलो...

एका प्रश्नातून दुसरा निर्माण झाला...

एका कथेतून एक चित्र तयार झालं...

एका सवयीमधून एक शिकवण मिळाली...

आणि हळूहळू हे पुस्तक तयार झालं– जसं एखादं बीज जमिनीत रुजतं आणि मग झाड होतं!

एकत्र शिकताना आम्हाला कळलं, की आयुर्वेद म्हणजे परिपूर्ण होणं नव्हे, तर जागरूक होणं आहे. आपण कसे खातो, चालतो, विचार करतो, विश्रांती घेतो, बोलतो आणि वाढतो- हे सगळं लक्षात घेणं.

आम्ही शिकलो, की

- आपलं शरीर स्वतःचं ज्ञान घेऊन जन्म घेतं– प्रत्येक पेशीत एक शहाणपण लपलेलं असतं.
- निसर्ग फक्त आपल्याबाहेर नाही; तो आपल्या आतही आहे.

- आरोग्य हे केवळ औषधांमध्ये नाही; ते रोजच्या सवयीमध्ये आहे.
- आणि सर्वांत महत्त्वाचं म्हणजे, तुमच्यामध्ये आधीपासूनच ती शक्ती आहे.
- आयुर्वेद म्हणजे निरीक्षणाचं शास्त्र आहे, समतोलाचा मार्ग आहे आणि स्वतःशी, इतरांशी आणि पृथ्वीशी सौम्यतेनं जगण्याचं तत्त्वज्ञान आहे.

एक प्रार्थना

सर्वे भवन्तु सुखिनः सर्वे सन्तु निरामयाः।
सर्वे भद्राणि पश्यन्तु मा कश्चिद्‌दुःखभाग्भवेत्।।

सर्वजण आनंदी आणि निरोगी राहोत;

सर्वांना समृद्धी लाभो आणि कुणीही दुःखी होऊ नये.

हे विचार तुमच्यासोबत राहोत हीच आमची सदिच्छा.

स्वतःला प्रश्न विचारायला सुरुवात करा. छोट्या गोष्टींपासून सुरुवात करा. जे शिकता, ते इतरांपर्यंत पोहोचवा.

कारण एक व्यक्ती सुरुवात करते, तेव्हा अनेक जण त्या वाटेवर चालायला लागतात.

आणि लक्षात ठेवा- सत्याचा शोध आणि सततची जिज्ञासा हेच आपल्या आयुष्याचे खरे गुणधर्म आहेत.

खूप सारे प्रेम आणि हाय-फाय

मिराया, चित्रा आणि भूषण आबा

आता तुमची वेळ आहे!

आता तुम्ही आयुर्वेदाच्या जादुई जगात फेरफटका मारला आहे, तर हे ज्ञान रोजच्या आयुष्यात वापरायला सुरुवात करा!

खाली काही मजेदार गोष्टी दिल्या आहेत. एक, दोन किंवा सगळ्याच करून पाहा!

लिहा किंवा चित्र काढा

- या पुस्तकातली तुम्हाला आवडलेली गोष्ट कोणती? आणि का?
- तुमच्यामधल्या सुपरहिरोचं चित्र काढा- वात, पित्त किंवा कफ!
- तुमच्या आयुर्वेद दिनचर्येचा मिनी-पोस्टर तयार करा!
- सहा रसांनी भरलेलं तुमचं आवडतं आयुर्वेदिक जेवण चित्रात दाखवा.

Reflect

- तुम्हाला समतोल, शांत किंवा आनंदी वाटायला काय मदत करतं?
- उद्यापासून सुरू करता येईल, अशी एक छोटी आरोग्यदायी सवय कोणती?
- आयुर्वेदाचे हे गुपित तुम्ही घरातल्या कोणाशी शेअर करू शकता?

तुमचं 'आयुर्वेद जर्नल' सुरू करा

एक साधं वेलनेस जर्नल तयार करा! त्यात लिहा किंवा चित्र काढा :

- तुम्ही काय खाल्लं आणि त्याचा तुमच्यावर काय परिणाम झाला?
- तुमची झोप कशी झाली?
- आज तुमची ऊर्जा आणि मन:स्थिती कशी होती?
- तुम्ही केलेली एखादी चांगली कृती (आचार रसायनाचा क्षण)

आयुर्वेद चॅलेंज!

सलग सात दिवस आयुर्वेदातली एखादी चांगली सवय स्वतःला लावून घ्यायचा प्रयत्न करून बघ–

उदा. लवकर उठणं, योगाभ्यास, ताजी फळं खाणं, ध्यान करणं...

कॅलेंडरवर मार्क कर. बघ एक आठवडा पूर्ण करता येतो का?

लक्षात ठेवा :

ही आता तुमची गोष्ट आहे. आयुर्वेद म्हणजे केवळ पुस्तकातलं ज्ञान नव्हे– तो रोज चांगलं वाटण्याचा एक सुंदर मार्ग आहे.

मजा करा, शिकत राहा आणि कदाचित एक दिवस... तुम्ही स्वतःचं पुस्तकही लिहाल!

नोंदी :

शब्दसूची

आयुर्वेदातील महत्त्वाच्या संज्ञा सोप्या भाषेत समजावून सांगितल्या आहेत. काही शब्द जे तुम्हाला अधिक जाणून घ्यायचे असतील.

आबा : या पुस्तकात मिराया आणि चित्रा त्यांच्या आजोबांना 'भूषण आबा' म्हणतात, जे त्यांना आयुर्वेदाच्या प्रवासात मार्गदर्शन करतात.

अभ्यंग : कोमट तेलाने केलेली सौम्य मालिश. यामुळे त्वचा मऊ होते, रक्ताभिसरण सुधारते आणि शरीर शांत होते.

आचार रसायन : प्रेमळ विचार, शांत संभाषण आणि चांगल्या सवयींनी भरलेला जीवनशैलीचा मार्ग. यामुळे शरीर आणि मन दोन्ही मजबूत राहतात.

अग्नी : शरीरातील पचनासाठी आवश्यक असलेली अंतर्गत ज्वाला, जी अन्नाला ऊर्जेमध्ये रूपांतरित करते.

आहार : आपण जे खातो ते. आयुर्वेदात यामध्ये काय, कसे आणि केव्हा खातो हे सर्व समाविष्ट असते.

आम : अपूर्ण पचनामुळे शरीरात तयार होणारा चिकट अपशिष्ट पदार्थ. यामुळे शरीर जड वाटू शकते किंवा अस्वस्थता जाणवू शकते.

अश्वगंधा : एक शक्तिवर्धक औषधी वनस्पती, जी तणाव कमी करते, स्मरणशक्ती सुधारते आणि शरीर बळकट करते.

आयुर्जेनोमिक्स : एक नवीन विज्ञान शाखा, जी तुमची जनुके आणि दोष यांच्यातील संबंध अभ्यासते. हे प्राचीन आयुर्वेद आणि आधुनिक आनुवंशिकता यांना जोडते.

आयुर्वेद : प्राचीन भारतीय आरोग्यशास्त्र, जे अन्न, सवयी, विश्रांती, विचार आणि निसर्ग यांचा समतोल साधून निरोगी राहण्याचे मार्ग शिकवते.

ब्रह्मचर्य : विचार, कृती आणि जीवनशैलीत संतुलन ठेवणे– म्हणजेच आत्मसंयम.

शुद्धीकरण : शरीरातील विषारी घटक बाहेर टाकणे, ज्यामुळे शरीर हलके आणि निरोगी वाटते.

दिनचर्या : निसर्गाच्या घड्याळानुसार ठरलेली दैनंदिन दिनचर्या– लवकर उठणे, वेळेवर जेवण, व्यायाम आणि चांगली झोप.

दोष : शरीरातील तीन मुख्य ऊर्जा– वात (हालचाल), पित्त (उष्णता), आणि कफ (स्थैर्य).

द्रव्य : शरीराला बरे करण्यासाठी वापरता येणारी कोणतीही गोष्ट– अन्न, औषधी वनस्पती किंवा औषध.

नीती : योग्य आणि न्याय्य वागणूक. आयुर्वेदात यामध्ये प्रामाणिकपणा, आदर आणि दयाळूपणा समाविष्ट आहे.

वनस्पती औषध : वनस्पतींपासून बनवलेली नैसर्गिक औषध.

समतोल स्थिती : शरीराची अंतर्गत समतोल स्थिती– म्हणजेच शरीराचे स्थिर आणि संतुलित कार्य.

रोगप्रतिकारक शक्ती : रोगांशी लढण्याची शरीराची शक्ती.

बुद्धी : समजून घेणे, विचार करणे आणि योग्य निर्णय घेण्याची मनाची क्षमता.

ज्ञानेंद्रिये : पाच ज्ञानेंद्रिये– डोळे, कान, नाक, जीभ आणि त्वचा. यामुळे आपण पाहतो, ऐकतो, वास घेतो, चव घेतो आणि स्पर्श अनुभवतो.

कफ : तीन दोषांपैकी एक– स्थैर्य, शांतता आणि ताकद देणारा. पाण्याचा आणि पृथ्वीचा गुणधर्म असतो.

कर्मेंद्रिये : पाच कर्मेंद्रिये– हात, पाय, वाणी, मलविसर्जन आणि प्रजननाचे अवयव.

मल : शरीरातील अपशिष्ट पदार्थ– मूत्र, विष्ठा आणि घाम. हे वेळेवर बाहेर टाकणे आवश्यक असते.

मन : मन– जे भावना, विचार, स्मृती आणि निर्णय घेण्याचे काम करते.

निद्रा : गाढ आणि शांत झोप. आयुर्वेदानुसार चांगली झोप हे आरोग्यासाठी अत्यंत महत्त्वाचे आहे.

निदान परिहार : रोगाचे कारण टाळणे– म्हणजेच जे त्रास देतं ते थांबवणे.

ओज : शरीरातील अंतर्गत तेज आणि ताकद. चांगले अन्न, विश्रांती आणि प्रेमळ विचार यामुळे ओज वाढते.

पंचकर्म : शरीरातील खोल विषारी घटक बाहेर टाकण्यासाठी केलेली पाच विशेष उपचारपद्धती– वमन, विरेचन, बस्ती, नस्य आणि रक्तमोक्षण. हे केवळ प्रशिक्षित आयुर्वेदाचार्यांकडूनच केले जाते.

पित्त : तीन दोषांपैकी एक– ऊर्जा, पचन आणि बुद्धी देणारा. अग्नी आणि पाण्याचा गुणधर्म असतो.

वनस्पतिजन्य औषध : वनस्पती, पाने, फुले किंवा मुळे यापासून बनवलेले नैसर्गिक औषध.

प्रज्ञापराध : चुकीचं वागणं जे आपल्याला माहीत असूनही आपण करतो– जसं, की जास्त स्क्रीन पाहणे किंवा पोट भरलेलं असूनही जंक फूड खाणं.

प्रकृती : तुमचा नैसर्गिक शरीरप्रकार– तुमच्यात कोणता दोष प्रबळ आहे हे सांगतो. हे जन्मतः ठरलेलं असतं.

प्रतिबंध : रोग होण्याआधीच त्याला थांबवणे— म्हणजेच काळजी घेणे.

रस : चव— आयुर्वेदानुसार सहा प्रकारच्या चवी असतात : गोड, आंबट, खारट, कडू, तिखट आणि तुरट.

रसायन : शरीर आणि मन मजबूत करणारे विशेष अन्न, औषधी वनस्पती किंवा सवयी.

दिनक्रम : दररोज ठरलेल्या वेळेला केलेली कामं— जसं, की ब्रश करणे, जेवण, झोप.

ऋतुचर्या : ऋतूनुसार जीवनशैली— हवामान आणि निसर्गाच्या बदलानुसार खाणंपिणं आणि वागणं.

सद्वृत्त : चांगल्या सवयी— स्वच्छता, प्रामाणिकपणा आणि इतरांचा आदर.

संधिकाल : दोन बदलांमधील वेळ— जसं, की सूर्योदय किंवा ऋतूबदल. आयुर्वेदानुसार या वेळी शांत राहणं महत्त्वाचं असतं.

सात्त्विक अन्न : ताजं, हलकं आणि मन शांत करणारं अन्न— जसं, की फळं, दूध किंवा घरचं जेवण.

आत्मसंयम : स्वतःसाठी चांगलं असलेलं निवडणं— जरी ते कठीण असलं तरी.

झोपेचा क्रम : झोपेचा नैसर्गिक क्रम— गाढ झोप आणि स्वप्नांची अवस्था.

तेजस : शरीरातील तेज किंवा धार— जे चांगल्या पचन आणि एकाग्र मनामुळे निर्माण होतं.

विषारी घटक : शरीरात साचलेले हानिकारक घटक— विशेषतः अपूर्ण पचनामुळे तयार होतात.

वात : तीन दोषांपैकी एक— शरीरातील हालचाल नियंत्रित करणारा दोष. यामध्ये श्वास घेणे, डोळ्यांची हालचाल, विचार करणे यांचा समावेश होतो. वात हा वायू आणि आकाश या घटकांपासून बनलेला असतो.

कृतज्ञता

या पुस्तकाच्या निर्मितीत योगदान देणाऱ्या आयुर्वेदविषयक तज्ज्ञ सल्लागार समूहाचे मन:पूर्वक आभार. ज्यांच्या मार्गदर्शनामुळे या पुस्तकातील मजकुराची गुणवत्ता वाढली.

सल्लागार समूह

- वैद्य गिरीश टिल्लू, सहाय्यक प्राध्यापक, सावित्रीबाई फुले पुणे विद्यापीठ (SPPU)
- वैद्य सुलक्षणा बनसोडे, कार्यक्रम व्यवस्थापक, आयुष उत्कृष्टता केंद्र, SPPU
- वैद्य प्रशांत सुरू, वरिष्ठ आयुर्वेद सल्लागार, पुणे
- वैद्य रूपाली पानसे, आयुर्वेद सल्लागार व पोषणतज्ज्ञ, फ्लोरिडा, USA
- वैद्य सुप्रिया भालेराव, प्राध्यापक व समन्वयित आरोग्य संशोधक, IRSHA, BVDU, पुणे

संचिता सांगळे आणि रोहित पवार यांचे अभिप्राय व संपादनासाठी आभार. इंदू रामचंदानी यांचे भाषेचे बारकावे तपासून केलेले संपादन आणि वाक्यरचना सुधारण्यात केलेल्या मदतीसाठी धन्यवाद. अर्जुन हिंगोरानी (USA) आणि तन्वी देशपांडे (पुणे) यांचे अभिप्राय पुस्तकाची स्पष्टता आणि सहजता वाढवण्यासाठी उपयुक्त ठरले.

श्रुती (मिरायाची आई) आणि मुक्ता (चित्राची आत्या) यांचे 'प्रश्नोत्तर' आणि 'क्विझ' विभाग घडवण्यात दिलेल्या सहकार्याबद्दल विशेष आभार.

हा प्रकल्प म्हणजे शिकण्याचा आणि सर्जनशीलतेचा एक सुंदर सामूहिक प्रवास होता. या पुस्तकातील सर्व कल्पना आणि मजकूर आमचा स्वत:चा आहे, तरीही विश्वासार्ह माहिती मिळवण्यासाठी- भाषा सुधारण्यासाठी, चित्र तयार करण्यासाठी आणि मांडणी अधिक आकर्षक करण्यासाठी आम्ही इंटरनेट आणि AI साधनांचा वापर केला.

आमच्या पालकांचे श्रुती, सौरभ, गायत्री, चैतन्य आणि आमच्या विस्तारित कुटुंबाचे जयश्री, शिवदास, प्रियदा, प्रसन्ना, केतकी, तुषार, माणिक ताई, सुनीता पणजी आणि भाग्यदा ज्यांनी या संपूर्ण प्रवासात सतत प्रोत्साहन, आनंद आणि प्रेम दिलं, त्यांचे मन:पूर्वक आभार.

लेखकांचे योगदान

भूषण पटवर्धन, मिराया पटवर्धन आणि चित्रा गोडबोले यांनी एकत्रितपणे त्यांच्या संवाद, प्रश्न, कुतूहल आणि सर्जनशील लेखनातून या पुस्तकाची कल्पना मांडली. मिराया आणि चित्राने कथा, चित्रे आणि प्रश्नमंजुषा यांचे मिश्रण करून बाल-अनुकूल संवाद स्वरूपात कथा घडवली, त्यांच्या वयाच्या मुलांसाठी आयुर्वेद आकर्षक आमि संबंधित बनवण्याचा त्यांचा उद्देश होता. भूषण पटवर्धन यांनी मार्गदर्शक आणि ज्येष्ठ लेखक म्हणून काम केले, त्यांच्या संभाषणांना प्रामाणिक आयुर्वेदिक ज्ञानाशी जोडले. त्यांनी वैज्ञानिक अचूकता आणि संदर्भाची खोली सुनिश्चित केली. त्यामुळे पारंपरिक ज्ञान सुलभ आणि आकर्षक पद्धतीने सादर करता आले. एक वरिष्ठ प्राध्यापक आणि बायोमेडिकल संशोधक म्हणून, ते कामाच्या सर्व तांत्रिक पैलूंची पूर्ण जबाबदारी घेतात, तर मिराया आणि चित्रा, त्यांच्या वयानुसार सर्जनशील योगदान देतात. एकत्रितरित्या, तिन्ही लेखकांनी आयुर्वेदाचा एक आंतरपिढीय शोध घेतला आहे.

लेखक परिचय

मिराया पटवर्धन

फक्त नऊ वर्षांची असली तरी मिराया पटवर्धनच्या मनात अपार कुतूहल आहे, जे प्रत्येक पान उजळवतं. सेंट मेरी स्कूल, पुणे येथे शिक्षण घेत असलेली मिराया आयुर्वेदाबद्दलची आपली आवड आई श्रुतीच्या केरळीय वारशातून घेते, तर आकड्यांची झपाट्याने समज तिचे वडील सौरभ, यांच्याकडून मिळालेल्या उद्योजकीय वृत्तीची ओळख देते. ती आधीच अनेक गोड पुस्तकांची लेखिका आहे- एक तर प्राचीन वनस्पती औषधांच्या रहस्यांवर! दुपारी ती नवीन गोष्टी लिहिते, स्विमिंग पूलवर साहस करायला जाते किंवा पुढच्या कौटुंबिक सहलीची योजना आखते. विविध व्यवसाय कल्पनांविषयी चित्र काढत असताना किंवा टेकडीवर भटकंती करताना भोवतालच्या जगाबद्दलच्या आनंददायी कुतूहलाची झलक तिच्या प्रत्येक कृतीतून उमटत असते.

चित्रा गोडबोले

आपल्या आर्किटेक्ट असलेल्या आईप्रमाणेच अकरा वर्षांची चित्रा तिच्या गुरुकुल शाळेतही आपल्या कल्पनाशक्तीची चुणूक दाखवते. चित्रा कविता आणि गोष्टींमध्ये रमते; पण त्याचवेळी तिचे पाय ट्रेकिंग आणि जंगलाच्या वाटा धुंडाळत असतात. सॉफ्टवेअर क्षेत्रात काम करतानाही कवी मन जपणाऱ्या वडिलांचा विश्लेषणात्मक दृष्टिकोनही तिने आपलासा केलेला आहे. त्यामुळेच विचार आणि कल्पनेचा सुंदर मिलाफ ती घालू शकते. सुंदरशा केशरी टी-शर्टमध्ये, वडाच्या झाडाखाली ती बसलेली सापडते - हातात पेन घेऊन ती पुढची गोष्ट किंवा एखादी कविता लिहिताना दिसते.

डॉ. भूषण पटवर्धन (भूषण आबा)

मिराया आणि चित्रासाठी 'भूषण आबा' म्हणून ओळखले जाणारे डॉ. भूषण पटवर्धन हे पारंपरिक आयुर्वेद आणि आधुनिक विज्ञान यांच्यामधील दुवा आहेत. आयुष येथे राष्ट्रीय संशोधन प्राध्यापक आणि सावित्रीबाई फुले पुणे विद्यापीठ व आयआयटी खरगपूर येथे मान्यवर प्राध्यापक म्हणून कार्यरत. वेस्टर्न सिडनी विद्यापीठाचे अतिथी प्राध्यापक आणि लॅन्सेट सिटिझन्स कमिशनचे सदस्य. आयुर्वेद आणि जैववैद्यकीय विज्ञान क्षेत्रात जागतिक स्तरावर श्रेष्ठ दोन टक्के वैज्ञानिकांमध्ये त्यांचा समावेश झाला आहे. जीन्स आणि टी-शर्टमध्ये सहजतेने वावरणारे भूषण आबा, कधी कथा, संशोधन तर कधी औषध चहासोबत आपुलकीने आयुर्वेदातील गूढ गोष्टी नातवंडांसाठी गोष्टीत गुंफतात.

www.ingramcontent.com/pod-product-compliance
Lightning Source LLC
Chambersburg PA
CBHW080938240926
51849CB00004BA/485
* 9 7 8 9 3 4 9 4 8 7 0 8 6 *